INDICE

INTRODUCCIÓN

LUGARES CON PROPRIEDADES MILAGROSAS DE RUMANIA DONDE OCURREN MILAGROS Y DONDE SE CUMPLEN SUS DESEOS ARDIENTES

El escritor rumano-asturiano Iulian Gabriel Neagu, establecido desde hace más de 10 años en España, publica este libro para ayudar a las personas que sufren o que encuentran diversas dificultades como problemas de salud, preocupaciones económicas, necesidad de un trabajo, inconvenientes en la familia, dificultades en los negocios, fracasos amorosos, enfermedades, carencias, problemas, preocupaciones, necesidades, estancamientos o cualquier otro tipo de obstáculos que se encuentren en esta vida.

En esta guía descubrirán muchos sitios milagrosos y tierras sobrenaturales de Transilvania, Rumania, donde ocurren milagros y donde se cumplen los deseos de aquellos que vienen con esperanza y esperanza. El autor ha reunido una colección de lugares tan increíbles conocidos por los poderes y los milagros que tienen lugar aquí, con pruebas, atestaciones o testimonios de que son benéficos. Independientemente de los problemas encontrados, el autor sugiere que visiten una de estas tierras milagrosas que recomienda para cumplir deseos y conseguir lo que aspiran, en esta guía podrán encontrar tierras con poderes sobrenaturales, lugares con fuerzas energéticas positivas, cuevas con energías curativas, lagos terapéuticos, manantiales con aguas minerales medicinales o fuentes sagrados de sanación.

El viaje de los milagros

¿Los milagros existen?
¿Buscas un milagro en tu vida?
¿Necesitas una curación milagrosa?
¿Te gustaría vivir un fenómeno milagroso?

Las excursiones en busca de lugares de curación o las rutas de peregrinaje y fe son cada vez más frecuentes como destinos de viaje y una forma distinta de recorrer el mundo en busca de la salud.

En esta guía, el autor ofrece información sobre los rincones con propiedades sobrenaturales de Rumania y recomienda los siguientes lugares milagrosos: tierras con poderes mágicos, áreas con fuerzas de energía positiva, cuevas con energías saludables, lagos terapéuticos, minas de sal curativas, manantiales con cualidades rehabilitadores y fuentes naturales medicinales.

Se dice que la fe mueve montañas, pero también mueve turistas. En varias ocasiones, el papa Francisco ha mencionado que sobra un poco de marketing y falta algo de fe.

España, Rumania, Italia y Portugal cuentan también con sitios milagrosos, santuarios de milagros, fenómenos místicos o apariciones Marianas que atraen a millones de seguidores.

NOTA DEL AUTOR

El escritor Iulian Gabriel Neagu, conocido también como Julián de Transilvania, elaboró esta guía con sus recomendaciones sobre los lugares benditos de Rumania donde aún ocurren milagros y fenómenos milagrosos. Este libro surgió del deseo del autor de ayudar a las personas que sufren, a las familias con problemas, a los que atraviesan dificultades y deficiencias, o a los que tienen problemas o a los que quieren que se cumplan sus deseos.

Ya sea que ustedes tengan enfermedades o dificultades de salud, preocupaciones familiares, problemas laborales, problemas económicos, preocupaciones en los negocios o en el amor, en este libro encontrarán muchos lugares donde suceden milagros.

En la provincia de Transilvania, en Rumania, existen multitud de lugares famosos por sus propiedades milagrosas donde se cumplen los deseos y donde se realizan milagros curativos. Hay muchos documentales, libros y videos con los testimonios de quienes sanaron milagrosamente, e innumerables artículos con evidencia de quienes han experimentado milagros en su vida o logrado superar dificultades; por lo cual el escritor no entra en detalles exponiendo confirmaciones y atestaciones, el autor solo quiere informarles sobre los lugares milagrosos de este país donde existen fenómenos sobrenaturales, donde se realizan milagros y donde se cumplen deseos.

Toda esta información fue recopilada de revistas, libros, testimonios, documentales, entrevistas y conversaciones, el autor le insta a visitar al menos uno de este lugares, porque si, los milagros existen!

SITIOS MILAGROSOS DE RUMANIA

En Rumanía hay innumerables lugares famosos por sus fenómenos milagrosos y por su capacidad para hacer realidad los deseos. A continuación, se muestran algunos de estos lugares milagrosos:

Las 3 áreas con poderes curativos de Buzau:

. Zona Colti Bozioru – las aldeas de Nucu y Alunis

. Zona Braesti – el pueblo de Ruginoasa

. Zona Cozieni Nehoiu – las aldeas de Balanesti, Begu, Nehoiasu y Mlajet

Los 5 lugares de curación en Constanta:

. Cueva Pestera Sfantului Andrei
(cerca del Monasterio Pestera Sfantului Andrei)

. Cueva Pestera Sfantului Ioan Casian
(cerca del Monasterio Pestera Sf. Ioan Casian)

. Conjunto Rupestre "Basarabi-Murfatlar"
(cerca del Monasterio Basarabi en Murfatlar)

. Complejo Rupestre "Dumbraveni"
(cerca del Monasterio Dumbraveni)

. Celdas Rupestres "Canaraua Fetii"
(cerca del Monasterio Sfantul Cuvios Gherman)

IGLESIA DE LOS DESEOS "HAGIGADAR" – SUCEAVA
Monasterio Armenio Hagigadar, pueblo de Bulai

La Iglesia del Monasterio de Hagigadar también es conocida como la Iglesia de los Deseos, y la mayoría de las personas declaran que sus deseos se hacen realidad aquí si te arrodillas en la colina que conduce al monasterio, y si rodeas la iglesia tres veces también de rodillas, rezando en cada una de las cuatro esquinas; el camino debe recorrerse en silencio, sin pronunciar ninguna palabra, para que el pedido sea escuchado y cumplido. La colina de Bulai, donde se encuentra este monasterio, está erosionada por las rodillas de miles de peregrinos que la han escalado a lo largo de los años.
El conjunto monástico está rodeado por murallas con seis puertas de entrada y salida, en su interior hay una iglesia, un refectorio, una fuente, dos sepulcros y un campanario. La iglesia ortodoxa está construida según el estilo armenio, con forma rectangular, tres altares y una torre octogonal. Los armenios vienen aquí especialmente en agosto en la fiesta de Santa María, y los creyentes ortodoxos vienen semanalmente de todo el país a este lugar donde los deseos cobran vida. Cada año, en el día de la fiesta del monasterio, se sirve a los peregrinos sopa de orejas, una comida tradicional armenia, una especie de pequeñas bolas de masa rellenas de ternera. El padre Radu dice que aquellos que suben la colina de rodillas y rodean el monasterio tres veces, en 40 días, se cumplen sus deseos. En el patio del monasterio, sobre las dos lápidas de mármol, los visitantes también ponen monedas para cumplir sus deseos. El monasterio atrae a miles de creyentes, especialmente en agosto, en la fiesta de la Santísima Virgen María.

EL MANANTIAL DE LOS 1000 PAÑUELOS – COVASNA
La fuente de los ojos en el pueblo de Bodoc, Covasna

En el pueblo de Bodoc hay un manantial que se dice que cura cualquier tipo de enfermedad de los ojos, gente de todo el país viene aquí para ser tratada con el agua milagrosa de la fuente "Izvorul de ochi din Bodoc". Su agua cura milagrosamente las enfermedades de los ojos, el paciente solo tiene que ir al manantial, mojar un pañuelo y limpiarse los ojos un par de veces con él, y la afección desaparecerá. Cuenta la leyenda que para que el agua tenga un efecto milagroso, el paciente debe colgar el pañuelo usado en las ramas de los árboles circundantes, "colgando la enfermedad en el árbol" de modo que las ramas de los árboles alrededor del manantial se adornan con pañuelos, trapos o vendajes como ofrenda. Es una fuente que los ancianos del pueblo decían desde la antigüedad que tiene poderes milagrosos, el manantial encontrándose en algún lugar del norte de la localidad, hacia un collado de montaña.

SANTUARIO DEL MARTIR IEREMIA VALAHUL – ONESTI
Las reliquias del santo Jeremías el Valaco en Onesti

Los huesos de la reliquia del beato Jeremías el Valaco, el primer romano beatificado por la Iglesia Católica, se encuentran en la cripta del santuario de Onesti, en el condado de Bacau. Jeremías el Valaco fue erigido en honor a los altares por el Papa Juan Pablo II en 1983, y debido a las condiciones históricas permanecieron bajo la custodia del convento de Piedigrotta-Nápoles hasta que cuando su repatriación fue posible en 2008.

LOS MANANTIALES MILAGROSOS "SATRA PINTII"
Monasterio Satra Pintii, condado de Maramures

El monte Satra Pintii es una extensión de las montañas Lapus (Los Cárpatos), según las leyendas aquí viviendo el forajido Pintea Viteazul con sus huertos. En esta área se encuentran la Cueva de Satra Pintii, el Monasterio de Satra Pintii, la Fuente de Pintea, y la Ermita de Satra Pintii. Debido a los dos lugares monásticos y a los manantiales de agua con cualidades curativas, los lugareños llaman al Macizo de Satra, la Montaña Sagrada de Maramures. Se dice de la fuente Izvorul Pintii que tiene poderes curativos y los ancianos cuentan cómo en ciertos días del año el agua se convertía en mantequilla y curaba casi cualquier enfermedad.

El monte Satra tiene la forma perfecta de un tronco piramidal, y aunque no es un área conocida, la gente de la región solo tiene palabras de elogio sobre este maravilloso lugar. Se dice que la montaña está llena de energías benéficas y llena de leyendas, teniendo muchos testimonios sobre los milagros que se han realizado aquí antes, y aún más recientemente en la actualidad.

El monasterio de Satra y la ermita de Satra Pintii se encuentran a una distancia de unos 50 km de Baia Mare. Son poco conocidos por los rumanos, pero vale la pena visitarlos, al igual que todas las demás atracciones turísticas y espirituales del condado de Maramures.

TEMPLO DE LOS DESEOS "SINCA VECHE" – BRASOV
El monasterio cavado en roca en la aldea de Sinca Veche

El Templo de los Deseos también es conocido como
el Templo Dacio de los Osos o el Monasterio
Rupestre del pueblo Sinca Veche, siendo un lugar
excavado en la roca, una verdadera iglesia rupestre
tallada con cinco salones. Se sospecha que esta
cueva dacia tallada en piedra, precristiana, tiene
más de 7000 años. El lugar es prácticamente una
extraña cueva excavada al pie del cerro, un
santuario con cinco salas adornadas con íconos,
dos altares y una torre excavada en la roca de 10
metros de altura, a través de cuya abertura se ve el
cielo. En las paredes de la cueva se pueden ver
multitud de pinturas rupestres, retratos y textos
antiguos garabateados, o imágenes sorprendentes
que incluyen incluso la "Estrella de David" y el
símbolo "Ying-Yang". Históricamente, el lugar fue
certificado como construido en 1742, cuando las
iglesias eran cristianas y ya habían aparecido
maestros y especialistas en el manejo de la piedra
arenisca, principal material de construcción de este
lugar místico.
Si tendrán un deseo ardiente que quieren verlo
cumplido, aquí podrán llevar a cabo su plan. No lo
dice solo el autor, sino los testimonios de las
personas que se fueron de aquí con experiencias
únicas, fotos y evidencia en video. Este lugar es un
lugar especial lleno de enigmas y energía positiva,
se dice que satisface los deseos expresados con un
corazón puro, donde el alma encuentra paz y
tranquilidad y el cuerpo se cura de enfermedades o
sufrimientos.

Para que el deseo se cumpla, deben venir con un corazón puro y sentarse bajo la torre del templo donde se ve el cielo, una torre que se supone ser mágica, por donde entran las energías. No deben entrar con su teléfono móvil u otros dispositivos tecnológicos para que la energía de la cueva pueda trabajar para ti.

Las leyendas especifican que es un lugar misterioso, de silencio, un lugar bendito donde se realizan milagros, se realizan aspiraciones pero también donde tienen lugar fenómenos increíbles y paranormales, según algunos. Las tradiciones de la zona dicen que aquí ocurrieron fenómenos extraños, sueños premonitorios y todo tipo de visiones asombrosas y en las fotos tomadas aquí, a veces aparecen esferas blancas, invisibles a la hora de fotografiar. Los lugareños dicen que aquí el pasto crece de manera diferente y hace maravillas, las vacas que pastan en la zona dan más y mejor leche, y las palabras "energías extrañas" y "condición especial" se encuentran a menudo en los labios de quienes visitaron el templo. Los lugareños declaran que a veces, en torno a las grandes fiestas, se escuchan coros, como si vinieran del cielo, disfrutando de su audición, pero aunque las voces se escuchan con mucha claridad y la música es de iglesia, no logran distinguir la letra.

Los lugareños están convencidos de que el templo tiene poderes milagrosos, a su convencimiento afirman que si alguno de ellos padece alguna enfermedad, corren al templo (obligatorio sin ningún dispositivo tecnológico), encienden una vela y beben agua del manantial cercano y el dolor luego desaparece como por arte de magia.

Algunos turistas que visitaron el lugar afirman que tomaron fotos o videos que muestran círculos blancos de luz, y los especialistas en radiestesia afirman que el lugar emana una energía misteriosa que rara vez se encuentra.

Algunos visitantes dijeron que se sintieron vigorizados o se quedaron dormidos cuando entraron al templo. Se dice que quien duerme al menos unos minutos en la cueva o cerca, adquiere nuevas fuerzas. Hay teorías de que la cueva fue construida por una antigua civilización alienígena, que la tierra circundante está irradiada y no puede albergar vida, o que la torre de la cueva ara ve un papel como un portal, entidades positivas y energías que descienden del cielo directamente en el templo, o que un trago de agua bebido de la fuente de la cueva significa pura salud; hay otra teoría que dice que hay un túnel bajo tierra que conecta la cueva con la fortaleza de Rasnov.

En 1996, un reportero del diario Monitorul de Brasov que había venido a realizar un material periodístico, informó que se sorprendió al descubrir que su cámara se detuvo y comenzó a grabar a voluntad. Al visualizar el material, se pudieron observar imágenes que al momento de filmar los presentes en la iglesia rupestre no habían visto; los videos grabados mostraban esferas de luz e incluso una figura vestida con ropa oscura.

La verdad es que aquí encontraran una paz sobrenatural, que lo sentirán desde la entrada a este templo excavado en la roca; y también el hecho de que en cuanto llegas este lugar de culto subterráneo, la fatiga desaparece milagrosamente y el cuerpo es invadido por paz y energía!

EL MONTE DE LA SANTA TRINIDAD – NUSFALAU
Lugar de poder y expiación en el condado de Salaj

Los católicos de este país lo consideran un lugar de poder con mucha energía, donde tuvieron lugar las apariciones marianas y teofanías, según los reporteros del periódico Spiritual Journal. En este monte se encuentran: la Cruz de la Unidad, la Capilla de Jesús Misericordioso, la Capilla de la Santísima Virgen, la Casa de los Dos Sagrados Corazones, el Vía Crucis y el Vía del Rosario.
Se dice que los peregrinos que vienen con el corazón abierto experimentan la presencia permanente de Los del Cielo. Miles de peregrinos católicos partieron impulsados por la fe, la curiosidad, o motivados por la necesidad de curación divina y corporal. "¡En este lugar santo fluye agua bendecida por la Iglesia y por la Santísima Virgen Milagrosa! Si tienes una fe viva y un corazón puro, a través del agua milagrosa puedes obtener la curación de cuerpo, alma y espíritu". Este es el texto escrito en uno de los edificios. El grado de misticismo del lugar aumentó con la aparición de este manantial catalogado con poderes curativos milagrosos. El Monte de la Santísima Trinidad es un lugar de peregrinaje y oración, siendo propiedad de Eva Madarász, quien lo heredó de su madre y lo ofreció a la Santísima Trinidad. Eva Madarasz era una empresaria de Oradea a quien la vida le enseñó a tener fe, ella declarando: "Como en mi vejez mantuve a mi madre, ella me dejó la propiedad en la montaña; después de la muerte de mi madre, le ofrecí a la Santísima Trinidad esta propiedad en la montaña, por lo que el nombre del lugar se convirtió en la Montaña de la Santísima Trinidad."

Todo comenzó con una visión, el lugar se volvió tan
popular hoy en día, especialmente entre los
creyentes católicos, a partir del año 2000 cuando
se erigió una cruz de madera, de unos pocos metros
de altura, en la cima de la montaña. Poco a poco,
Eva Madarász construyó allí, con sus propios
esfuerzos, una cueva excavada en el suelo, dos
capillas, la Casa de los Dos Santos Corazones, el
Vía Crucis de 176 escalones y el Vía del Rosario. La
montaña de la Santísima Trinidad se ha ganado la
reputación de ser un lugar lleno de energía, y los
peregrinos han comenzado a llegar aquí en busca
de una respuesta a sus urgentes solicitudes.

CEMENTERIO CATOLICO "BELLU CATOLIC" – BUCAREST
Las tumbas milagrosas de la capital rumana, Bucarest

En el cementerio "Bellu Catolic" de Bucarest hay
tumbas que hacen milagros: la tumba para las
madres y los niños, la tumba para las oraciones de
los padres, las tumbas de los sacerdotes que traen
la paz y el cardenal que escucha los problemas, la
tumba que protege a la familia, la tumba del niño
que cuida de los viajeros, la tumba de Olguţa que
cura las enfermedades, las tumbas de las monjas
que protegen a las mujeres y la del obispo Aftenie
el curandero.
El cementerio "Bellu Catolic" se encuentra en la
capital rumana Bucarest, en la Plaza de los Héroes
de la Revolución, en la intersección de las Avenidas
Giurgiului, Oltenitei, Viilor y Serban Voda Horses.
Cerca de este cementerio hay otras necrópolis: el
Cementerio Ortodoxo Bellu, el Cementerio Judío y
el Cementerio Evangélico Luterano.

ALDEAS DE RUMANIA CON MANANTIALES CURATIVOS
Los pueblos de Smeeni, Parepa, Sumuleu, Lueta y Lipia

El manantial de la localidad de Şumuleu, cerca de Miercurea Ciuc está especialmente recomendado para curar enfermedades del sistema nervioso y gástrico.

El pozo del pueblo de Smeeni, en el condado de Buzău, era famoso antes de 1989 porque curaba enfermedades oculares, varios pacientes se curaban usando esta agua durante tres viernes seguidos.

Sobre la Fuente de la aldea de Parepa Rusani, en el condado de Prahova, se dice que en 1935, a una niña de 12 años se le mostró el rostro de un santo; en ese lugar se construyó la iglesia y junto a ella se cavó un pozo, con el tiempo agua empezando tener propiedades curativas.

El pozo del pueblo de Lueta, en el condado de Harghita, estaba cerca de una operación minera, aquí pasaba algo inusual, el agua nunca se congeló, el secreto es el agua salada que es buena para el tratamiento de ciertas enfermedades, pero también para la conservación de vegetales.

El pozo de Turk en la comuna de Frumuşeni, en el condado de Arad, parece ser el pozo de curación más antiguo del país.

En el patio de la iglesia de Lipia, en el condado de Ilfov, hay un pozo cuya agua tiene propiedades terapéuticas.

El pozo de Momancu de Pecica, en el condado de Arad, tiene un agua que cura varios sufrimientos; quien beba de esta agua todos los días, nunca sufrirá enfermedades.

LAS IGLESIAS RUPESTRES EN LA MONTAÑA DE BUZAU

Las 3 áreas con poderes curativos de Buzau:

1. Zona Colti Bozioru – las aldeas de Nucu y Alunis

2. Zona Braesti – el pueblo de Ruginoasa

3. Zona Cozieni Panatau Nehoiu – las aldeas de Balanesti, Begu, Nehoiasu y Mlajet

Las montañas de Buzau están llenas de misterios y leyendas, una tierra real para los apasionados de los fenómenos paranormales, atribuida aquí a misteriosas desapariciones y fenómenos raros o sobrenaturales. En estas tierras con paisajes salvajes existen alrededor de 30 arreglos de cuevas excavadas a mano en la roca, parece que desde la Edad del Bronce.
La mayoría de las iglesias rupestres se encuentran cerca de las aldeas de Alunis, Nucu y Ruginoasa. Si en un principio sirvieron como albergues, refugios o lugares de culto, luego fueron transformados por ermitaños en celdas, ermitas e iglesias cristianas. Toda esta zona, conocida como País de Luana, está envuelta en misterios, desapariciones enigmáticas, leyendas con tesoros escondidos y fenómenos paranormales con portales de energía.

Los asentamientos de cuevas son accesibles solo a pie o a caballo, las áreas son salvajes y vastas, pero los paisajes son maravillosos.

1. ZONA COLTI - BOZIORU: ALDEAS DE NUCU Y ALUNIS

El conjunto de cuevas de Alunis se encuentra en el
pueblo de Alunis, estando compuesto por una
iglesia rupestre, un jilt cavado en piedra, un
cementerio y varias celdas excavadas en la roca en
dos niveles, en el Pico Martirio.
El conjunto Agatón Hermitage se encuentra en
Culmea Spatarului, a 5 km del pueblo de Nucu, y
consta de la Cruz de Sapatarului (Cruz de Agatón),
la Ermita Agatonul Nou excavada en la roca y la
Ermita Agatonul Vechi excavada en un testigo de
erosión.
La Cueva de Josef es una de las ermitas mejor
conservadas, ya que se encuentra a 3 km del pueblo
de Nucu, en la base de una roca piramidal. Se cree
que hubo una iglesia paleocristiana aquí en el
pasado.
Fundatura Hermitage se encuentra a 2km del
pueblo de Nucu en Culmea Spatarului, aquí solo
está la iglesia excavada en la roca, el resto del
conjunto está en desuso.
La Ermita de Porfirie se encuentra cerca del pueblo
de Nucu, cerca de la Ermita de la Fundatura, pero
de todo el conjunto hoy solo hay una cueva natural
(Fundu Pesterii).
Las ermitas de Piatra Soimului también se ubican
en la zona de la aldea de Nucu, siendo de hecho
algunas celdas aisladas y cuevas utilizadas con
fines religiosos: Cueva Dionisie Torcatorul,
Ghereta, Piatra Ingaurita, Vagauna y Bucataria
(celda con altar).

2. ZONA BRAESTI: PUEBLO RUGINOASA

La cueva de Casoaia se encuentra a 2 km de Braesti
y consta de una sala, una entrada alta y una galería
en el piso superior.
La Cueva Piatra Ingaurita está ubicada en la zona
de la aldea Ruginoasa, siendo una cueva natural
adaptada por el hombre.
La cueva de Culmea Pietrei también se encuentra
en el área del pueblo de Ruginoasa, cerca del pico
Vulturilor.
La cueva Policiori Cave se compone de dos
habitaciones superpuestas obtenidas de la
adaptación de una cueva natural.
La cueva Usa Pietrei Cave se encuentra a 200
metros de la localidad de Ruginoasa.

3. ZONA COZIENI – PANATAU – NEHOIU

La cueva Malul cu Gaura se encuentra en el área
del pueblo Balanesti de la comuna de Cozieni.
La cueva Varful Camarutei Cave se encuentra en el
área de la aldea de Begu de la comuna de Panatau.
La Cueva del Engaño se encuentra en el área del
pueblo de Nehoiasu de la ciudad de Nehoiu, entre
el arroyo Siriu y la pradera de Pripor.
La cueva de Gaura Tatarilor se encuentra en el área
del pueblo de Mlajet cerca de Nehoiu.

LOS COMPLEJOS RUPESTRES DE DOBROGEA
5 Lugares de curación en el condado de Constanta

1. Cueva de San Andrés, pueblo de Ion Corvin
2. Cueva de San Juan Casian, pueblo de Tragusor
3. Conjunto de Cuevas de Basarabi, Murfatal
4. Complejo de Cuevas Rupestres de Dumbraveni
5. Cuevas Rupestres Canaraua Fetii en Baneasa

1. Cueva de San Andrés – pueblo de Ion Corvin
Localización: cerca de Monasterio San Andrés.

En esta cueva vivía el Apóstol Andrés, quien llegó al territorio de nuestro país para difundir el Santo Evangelio, de ahí el nombre de la cueva. Esta cueva es prácticamente el lugar de culto cristiano más antiguo de Rumanía, considerado el "Belén del cristianismo rumano". En 1944 la cueva fue transformada en iglesia y consagrada por el obispo de Tomis. En la actual iglesia de la cueva, en el nártex, había una especie de cama excavada en piedra, sobre la que descansaba el apóstol Andrés. Hoy en día, los enfermos acuden a esta cama para recuperar la salud, pasando incluso días y noches aquí. En este lugar lleno de gracia, se celebra diariamente la Santa Misa, se leen las oraciones por los enfermos y las oraciones de San Basilio el Grande. A lo largo de los años, se han producido innumerables milagros y curaciones milagrosas, y el poder santificador de la cueva ha convertido esta zona en uno de los lugares cristianos más venerados de Rumanía. Como muestra de fe y gratitud, los creyentes colocan akathists, iconos, cruces u otros objetos religiosos en las paredes de la cueva.

2. Cueva de San Juan Casian - pueblo de Targusor
Localización: cerca de Monasterio San Juan

El Complejo Rupestre Casian alberga verdaderos sitios arqueológicos, numerosas cuevas y refugios ancestrales. La cueva de San Casian está tallada en una pared de piedra caliza de la colina de Casian, sobre el valle de Casimcea; es una cueva espaciosa y alargada, con nichos laterales y varias galerías estrechas. En las paredes de la cueva de piedra caliza hay rastros de inscripciones y textos antiguos garabateados. Quienes han visitado el lugar regresan con el alma aliviada y dicen sentir la fuerza misteriosa que se libera en la cueva.

3. Conjunto de Cuevas de Basarabi, Murfatlar
Localización: cerca de Monasterio Basarabi

Este conjunto de cuevas está tallado en una colina de tiza, cerca del pueblo Murfatlar, los lugares de culto excavados en tiza fueron descubiertos en 1957. Este conjunto es un monumento único en Europa, que existe desde la época del llamado monaquismo bizantino-balcánico. Consta de seis pequeñas iglesias, varias salas, galerías, salas y tumbas cristianas, siendo un sitio arqueológico y un complejo de cuevas muy importante para la historia del cristianismo rumano. Se cree que el conjunto de cuevas alberga una de las primeras iglesias y las primeras celdas de un antiguo monasterio en el territorio de nuestro país. Las inscripciones y símbolos que se pueden ver en las paredes fueron realizados hace más de 1000 años.

4. Complejo de Cuevas Rupestres - Dumbraveni
Localización: cerca de Monasterio Dumbraveni

Este complejo alberga uno de los monasterios rupestres más antiguos de nuestro país, excavado en la colina de piedra caliza de Valea Ceairului. Aquí descubrimos iglesias, tumbas y cuevas de monjes paleocristianos que se refugiaron en los acantilados de piedra caliza donde organizaron sitios y conjuntos de cuevas y grutas. Este conjunto rupestre se dispuso en dos niveles superpuestos, en la planta baja descubriéndose los huesos de dos monjes, varias monedas y cruces de la época de Constancio. La iglesia de la cueva de arriba tiene una longitud de casi siete metros, en la pared norte del altar hay una pequeña ventana excavada en la roca, la altura del altar no supera los 2 metros.

5. Cuevas Rupestres Canaraua Fetii - Baneasa
Localización: cerca de Monasterio Sf. Gherman

Canaraua Fetii es un cañón rocoso de unos 20 km de largo que comienza cerca de pueblo de Băneasa y cruza la frontera con Bulgaria, donde se le llama "Río Seco". En esta pared de piedra caliza se descubrieron algunas cuevas antiguas y una iglesia rupestre. El santuario está excavado en piedra caliza, en la parte inferior hay una pequeña sala y en la parte superior es muy difícil encontrar la nave y el Altar Santo. En el interior de la iglesia se descubrieron varios nichos para los opacos, numerosas inscripciones y tres tumbas.

LUGARES DE CURACION EN TRANSILVANIA

En Rumania podrán descubrir muchos sitios con cargas de energía positiva, verdaderas tierras con fuerzas energéticas donde podrán recuperarse o recargarse de esta energía extraordinaria; los más importantes lugares curativos son estos:

COMPLEJO ECUMENICO INTERRELIGIOSO VULCANA
Centro Internacional Ecuménico en Vulcana Bai

Este complejo interreligioso comprende 3 lugares
de culto de las tres grandes religiones del mundo:
una iglesia ortodoxa, una sinagoga judía y una
mezquita musulmana. Fue fundada en 1991 como
un organismo laico-religioso de carácter social, no
gubernamental, que agrupa a clérigos y laicos de
diversas denominaciones del país y del exterior.
Los que fundaron este centro ecuménico, único en
Europa, fueron: un cristiano, dos judíos y la familia
de un musulmán. La sinagoga, la mezquita y la
iglesia están construidas sobre 3 colinas en el área
de Brăneasca en Dambovita, basándose en los tres
cultos monoteístas: el mosaísmo, el islam y el
cristianismo.
Hoy en día, en este complejo, solo la Iglesia
Ortodoxa realiza servicios, la sinagoga y la
mezquita son solo simbólicas, pero si hay creyentes
que quieran venir a orar aquí, se pueden realizar
servicios.
La Iglesia Ortodoxa está construida en la colina
más alta en estilo tradicional Brancovenesc, con
todas las habitaciones, con altar, nave, nártex y
porche abierto, y el interior está adornado con
frescos.
La Sinagoga Judía representa aquí el Mosaico del
Centro Ecuménico. La construcción es sencilla, con
12 ventanas que representan a las tribus de Israel,
y la Estrella de David y el candelero de 7 brazos.
La mezquita musulmana es diferente porque mira
hacia La Meca, no hacia el este.

EL ARBOL CANDELABRO DEL MONASTERIO CARAIMAN
Monasterio Caraiman Busteni, condado de Prahova

El lugar de curación de aquí se considera el árbol policánder de seis brazos, alrededor del cual se construyó un aghaesmatar para los creyentes que vienen a adorar a la Madre de Dios en el complejo monástico de Caraiman. La leyenda del árbol de la curación puede ser una transposición al universo del Antiguo Testamento del símbolo de la madera de la cruz. Se dice que los que caminan bajo el árbol con fe y derraman las lágrimas ante la Madre de Dios, regresan sanos.
El padre Gheorghe Puiu, fundador del monasterio, declaro que la Madre de Dios le ordenó en un sueño construir el monasterio en este lugar. En 1995 había sufrido un derrame cerebral y quedó paralizado, pero se recuperó absolutamente increíblemente después de tener esta visión con la Virgen María, los médicos testificaron sobre su curación milagrosa. Entonces comenzó a buscar el sitio durante dos años, en los prados del Valle de Prahova, finalmente descubriendo el árbol con varias ramas, donde vio la señal, una luz brillante, luego incluso la Madre de Dios, quien confirmó que sí, este es el agradable espacio para construir el monasterio. Comenzó a trabajar, en 1998 se consagró el lugar, luego se construyó la "Ermita con un monje", como se llamaba entonces el lugar, y en 2001 se realizó el servicio de consagración de la capilla de madera de la iglesia. Desde entonces hasta 2014, cuando el padre pasó a los eternos, se construyeron muchos más anexos monásticos.

LOS MONTICULOS MISTERIOSAS DEL PUEBLO SONA
Las Pirámides enigmáticas de Fagaras, Brasov

Los 8 montículos enigmáticos en el borde del pueblo de Sona tienen una altura de unos 30 metros y están dispuestos en dos filas, en orden de tamaño; una fila consta de estructuras piramidales y frente a ellas se extiende una serie de estructuras alargadas. La zona es muy interesante pero poco conocida y prácticamente no es promovida por las autoridades locales. Los lugareños llaman a estas colinas pirámides o guruieti, que significa la elevación de la tierra. Originalmente, estos montículos tenían la forma de una pirámide, pero con el tiempo fueron erosionados por la lluvia y el viento, y finalmente se redondearon.
Los aldeanos dicen que el agua cerca de los montículos adquiere propiedades curativas. Por curiosidad, los lugareños intentaron cavar en las colinas, pero las autoridades no los dejaron. Sin embargo, lograron hacer varios experimentos además de estas pirámides y alcanzaron algunos resultados sorprendentes: si colocas una hoja de afeitar a una distancia de un tercio de la base del montículo, la hoja se afila; si dejas un recipiente con agua cerca de las pirámides, el agua adquiere propiedades curativas y la carne nunca se pudre; los zorros que entran en estas pirámides nunca vuelven a encontrar la salida. La conclusión fue que los montículos tienen propiedades similares a las pirámides de Egipto.
Incluso los arqueólogos aún no han logrado resolver los misterios de estas pirámides, por lo que el pueblo de Sona sigue siendo un lugar lleno de secretos y enigmas para los amantes de las leyendas.

Alrededor de estas pirámides se descubrieron cerámicas de la Edad del Bronce y la Edad del Hierro, con el paso del tiempo llegaron aquí innumerables especialistas en busca de la verdad sobre estas extrañas formaciones, muchos de los investigadores comparando estos cerros con los montículos en los que estaban enterrados los líderes de los antiguos celtas o escitas, sabiendo el hecho de que estos pueblos también cruzaron las tierras de Rumanía. También se han encontrado varios vestigios de la época de la migración, como un anillo de bronce, una rueda de bronce, una tumba de cremación, un brazalete de oro celta, un hacha de hierro, flechas escitas, una vasija de cerámica, cuentas vidrio, un cenicero, dos brazaletes de bronce, etc. Todos estos artefactos descubiertos aquí se encuentran ahora en los museos de Sibiu y Medias. La conclusión de quienes estudiaron estos objetos es que el pueblo de Sona fue un lugar de peregrinaje y culto, como lo demuestra la presencia de estos restos de diversas culturas y poblaciones antiguas.

Las leyendas dicen que los montículos se construyeron en la época de Dacia, y en sus profundidades incluso hay tesoros. Los lugareños les dicen a los turistas que estas colinas son en realidad enormes tumbas construidas por los gigantes en la antigüedad, y si alguien les arruinara el sueño cavando los montículos, estos gigantes se sentirían muy molestos. También creen que las pirámides serían parte de los triángulos mágicos que quedaron de la época dacia, como la fortaleza de Sarmisegetusa, la fortaleza de Piatra Rosie, el santuario de Racos, el templo Sinca Veche o el pico Omu en la montaña de Bucegi.

LA CRUZ DEL MANAF (TEMPLO DEL SOL GRECEANCA)
Templo del Sol en la aldea de Greceanca, Buzau

La cruz está adornada con motivos cristianos pero también con elementos zoomorfos y fitomórficos de inspiración musulmana turca. Debido a su ubicación espacial, se considera un lugar de poder precristiano, con inscripciones no descifradas, conocido como el Templo del Sol. Esta cruz de piedra fue construida en 1844 por el cura Crajan, en una colina rodeada de viñedos cerca del pueblo de Greceanca. La hija de este sacerdote se había casado con un comerciante turco llamado Selim Manaf, que más tarde fue bautizado como Jorge (Gheorghe) según la fe cristiana.
El conjunto es una mezcla de símbolos cristianos e islámicos, como símbolo de las dos religiones que marcaron la vida del comerciante Manaf. Así, la cruz, a la que se sumaron cuatro pilares que forman un dosel, tiene un estatus de originalidad, conformando un verdadero paisaje cultural religioso con valor patrimonial y atractivo turístico único. Se dice que el comerciante de suvenires, Manaf Selim, procedente de Anatolia, llegó a Valaquia en 1841 con el deseo de ir a Moldavia. En el camino, se enfermó gravemente de resfriados, encontrándose alojamiento en el pueblo de Greceanca, con un familiar del sacerdote Costache Cârjan. Pagó el alojamiento hasta la primavera para esperar a que la caravana que había abandonado debido a una enfermedad regresara de Moldavia. Así llegó a enamorarse de la hija del cura; por su bien, el turco decidió bautizarse y hacerse cristiano, dejar su negocio y establecerse con ella.

Selim Manaf tenía alrededor de 24 años y después
de convertirse al cristianismo le cambiaron el
nombre en Jorge (Gheorghe). A pesar de la
oposición de sus padres y familiares, los dos se
casaron en 1844. Enojado con su hija María, el
sacerdote Costache junto con su hijo, erigieron al
costado del camino esta cruz que inicialmente no
tenía dosel. De los documentos encontrados en los
archivos, parece que después del nacimiento del
primer hijo de Gheorghe y Maria, los dos, el suegro
y el yerno, se reconciliaron, y Gheorghe Manaf
decoró la cruz con un dosel similar a las tumbas de
Anatolia. Desde entonces, el monumento decorado
con motivos cristianos e islámicos lleva la doble
impronta de las dos religiones que marcaron la
vida del turco Manaf.

IGLESIA SANTA FILOFTEIA DE BUZAU - PARQUE CRANG
Lugar de sanación en el Parque Crang de Buzau

Se dice que en 1899, el monje Anastasie del
Monasterio de Neamţ le apareció en un sueño a la
Madre de Dios, quien le informó que si construía
una iglesia en el Bosque Crâng en Buzău, haría
milagros. En 1900, las autoridades comenzaron a
construir la iglesia, que resultó tener propiedades
milagrosas. La tradición decía que si alguien rezaba
de rodillas cerca de la pared de la iglesia, dibujaba
la señal de la cruz en la pared y colocaba un
centavo en esta señal, sus deseos se podían
cumplir, pero si la moneda no se pegaba, era
prueba de incumplimiento. Hoy en día, las paredes
están cargadas de pequeñas cruces que se dice que
encontraron el cumplimiento de muchas oraciones.

EL HUECO DEL ROBLE SECULAR - MONAST. PASAREA
Monasterio Pasarea. Lago Pasarea - condado Ilfov

Todo comienza durante la época del abad Voda
Caragea en 1813, cuando tres monjas le pidieron al
archimandrita Timothy que les hiciera una ermita
en el bosque. Saliendo por el camino del bosque en
oración con las monjas, iban acompañadas de un
pájaro que volaba de árbol en árbol, piando de una
manera determinada y diferente. Al llegar al lugar
donde se encuentra ahora el monasterio, el pájaro
se sentó en un roble y comenzó a piar cada vez más
fuerte. Entonces, el abad Timoteo, clavó su cayado
en el suelo, bendijo el lugar y dijo: "Aquí estará el
altar de la iglesia", dándole el nombre de Pasarea
(El Pájaro). Se sabe que en uno de los dos viejos
robles de la orilla del lago se escondía un icono,
pero no se sabía en cuál. La leyenda sobre el
misterio del icono en el árbol dice que no hace
mucho, un niño inquieto, cuyos padres no tenían
nada que hacer, puso la mano sobre la corteza del
árbol y saltó como un quemado, convirtiéndose
desde entonces en un buen niño. Así fue como
milagrosamente se reveló la encina a través del
niño, en su corteza se cogió hoy un icono y un
panel donde dice: Amén".

MONASTERIO MAGLAVIT - PUEBLO DE MAGLAVIT
Teofanía del "Viejo Hombre" - condado de Dolj

La historia de la fe cristiana en Maglavit estuvo
marcada por un evento único en 1935 cuando un
pastor llamado Petrache Lupu tuvo revelaciones
con el mismo Dios Padre. Durante varios días se le
mostró Dios, enviándole órdenes al mundo de ir a
la fe correcta. La noticia se difundió rápidamente,
al lugar de las conversaciones del pastor con Dios,
comenzaron a llegar cientos de creyentes, que
finalmente pusieron la primera piedra del futuro
monasterio. Este joven pastor era sordo, mudo y
analfabeto, pobre, pero de alma pura; siguiendo las
visiones con Dios, el pastor recupera el oído y el
habla. Se dice que Dios eligió al joven para predicar
su ciencia e intenciones; así que el pastor cavó un
pozo con agua clara cerca de unos sauces, luego el
agua del pozo resultó ser curativa y las ramas del
sauce comenzaron a gotear el agua curativa. En
esos años los que acudían al redil del pastor vivían
el gozo de curar a muchos ciegos, paralíticos o
cojos, siendo innumerables los casos de curaciones
milagrosas. Los lugareños todavía hablan hoy
sobre el pastor que era mudo y después sanado, y
también sobre los milagros que sucedieron aquí
hace 75 años. Detrás del santuario hay una cruz
que marca el lugar donde el pastor vio a Dios y su
tumba está a la izquierda del edificio.

MONASTERIO SANMARTINU DE CAMPIE - MURES
Lugar de poder en aldea Raciu, condado de Mures

La iglesia del monasterio Sanmartinu de Campie es
una verdadera pieza de museo, construida sobre
una base de bloques de piedra con muros de vigas
de abeto y techo de tejas, todo el conjunto
monástico estando rodeado por un seto y el bosque
cercano. La costumbre de los lugareños es rodear
la iglesia del monasterio tres veces antes de cada
servicio, una vieja tradición que dice que este es un
lugar donde la gente se siente más fuerte y más
protegida, al ser un lugar de poder desde tiempos
depredadores. El conjunto monástico incluye la
iglesia de madera, la iglesia nueva, algunas celdas,
el arcondarico y una serie de anexos domésticos.
Cada año, el 15 de agosto, el monasterio es visitado
por un gran número de creyentes que vienen a
participar en el servicio, en este día que se celebra
la Asunción de la Santísima Virgen, que es también
la patrona de este monasterio. El servicio de Santa
María la Grande, como también se le llama entre el
pueblo, es una oportunidad que los habitantes de
esta zona aprovechan para reunirse, rezar y
escuchar el sermón de la Santísima Santa que
oficia el servicio religioso en este día tan
importante.

LA CRIPTA DE LOS MARTIRES DE NICULITEL - TULCEA
El Monumento paleocristiano del condado Tulcea

El "Martirio de Niculițel" es el monumento mártir
más importante del país, siendo la cripta de unos
mártires, construido en ladrillo y dividida en dos
salas de varios pisos. En la habitación de arriba se
encontraron en un ataúd de madera, 4 reliquias
enteras de mártires, en muy buen estado de
conservación, colocadas con la cabeza hacia el
oeste y las manos en el pecho. A los cuatro mártires
les cortaron la cabeza, colocando a tres en su lugar
y al cuarto en el pecho de uno. En las paredes de la
cripta están grabadas en mortero las inscripciones
en griego: "Zoticos, Attalos, Kamasis, Filippos" y
"Mártires de Cristo", con la cruz con el monograma
encima. En la sala inferior se encontraron casi un
centenar de piezas de huesos sagrados, que
pertenecían a otros dos mártires desconocidos, que
habían sufrido con los otros cuatro en la ciudad de
Noviodunum, hoy conocida como Isaccea.
Se construyó una basílica de piedra y ladrillo sobre
el monumento, que sirvió como lugar de culto para
un antiguo monasterio en el siglo VII.
En el año 602, debido a la invasión de los eslavos y
los búlgaros que cruzaban Dobrogea, la mayoría de
los centros cristianos organizados en Dacia fueron
devastados y en ruinas. El descubrimiento del
Martirio tuvo lugar durante una lluvia torrencial en
1971, cuando el chorro de agua dejó al descubierto
la cúpula de la cripta. Sus reliquias fueron
trasladadas en 1973 al monasterio de Cocoș
(condado de Tulcea), donde se guardan como un
tesoro precioso. Los cuatro santos mártires de
Niculițel son puestos en martirologio el 4 de junio.

LOS 5 LUGARES ENERGETICOS CELEBRES DE RUMANIA
Sitios famosos del país con poderes extraordinarios

En Rumanía existen varias zonas cargadas de energía positiva donde las personas que las visitan sienten un agradable estado de tranquilidad, los investigadores asegurando que estos lugares se benefician de un escudo energético asombroso. Estos son los 5 lugares: famosos del país con poderes extraordinarios:

1. El Eje Calimanesti-Dealul Negru, condado de Valcea

En esta zona se encuentran los balnearios-spa de Călimăneşti Căciulata, Baile Olăneşti y B. Govora, donde se dice que los pacientes que vienen aquí se recargan de energía y podrán curarse incluso sin los tratamientos con el agua minero medicinal. Los investigadores afirman que este eje, en el punto de encuentro del paralelo 45 con el meridiano 25, alcanza la perfección, siendo la zona que representa un increíble centro energético que influye en las personas por su característica, siendo una línea de anomalía geomagnética cero. No es casualidad que en el ámbito de esta fuerte energía positiva se encuentren estos balnearios naturales.

2. Las Ruinas de Fortaleza Sarmisegetusa, Hunedoara

Sarmizegetusa Regia es el lugar más buscado por los amantes de la meditación, innumerables grupos que practican Reiki, meditaciones, invocaciones, yoga u otros rituales diversos. Los turistas vienen a recargarse de energía positiva en las ruinas de los templos de la fortaleza Sarmizegetusa, que son considerados lugares de gran carga energética.

3. El Triángulo Omu-Babele-Sfinxul, montes Bucegi

La meseta de Bucegi es una de las áreas energéticas más famosas de Rumanía donde tienen lugar fenómenos místicos como conos lechosos de luz que parecen girar como un vórtice de nubes, amplificando la percepción extrasensorial. Ocolit Peak, que se encuentra cerca de Pico Omu, es un centro de energía donde ocurren fenómenos misteriosos: arco iris brillante, luces extrañas, rayos o chispas alrededor de la Esfinge de Bucegi. Cerca de las Gargantas de Zanoaga descubrirán la Cascada de los Siete Manantiales, con manantiales que brotan de una cueva donde hay un lago subterráneo con la contaminación nula. También en esta zona hay un área de 1 km cuadrado llamada Gura de Rai, donde se manifiesta una anomalía magnética asombrosa, donde el cuerpo humano no se siente cansado, y las funciones físico-químicas se vigorizan increíblemente.

4. Las Piedras de Salomón en los Montes Schei, Brasov

Se dice que las Piedras de Salomón son un lugar lleno de energía que hace maravillas en la mente humana. Se dice que la zona está cargada de iones negativos debido a las disfunciones magnéticas que podrían aliviar las enfermedades cardiovasculares. Después de varias investigaciones, los especialistas confirmaron que la zona está cargada de energía, lo que puede generar un estado de relajación y buen humor. Básicamente, el lugar es una verdadera tierra terapéutica, un oasis de paz en las montañas de Schei, entre Poiana Brasov y la ciudad de Brasov

5. El Panteón del pueblo Casciaorele, condado Calarasi

Se dice que aquí hubo una maravillosa civilización
de los dioses tártaros de la humanidad,
encontrándose necrópolis de gigantes y piedras con
extrañas inscripciones. Aquí se descubrieron dos
columnas cerámicas redondas, huecas en el
interior, con una altura de 2 metros, dentro de una
construcción de 70 metros cuadrados, que consta
de 2 salas con paredes decoradas con figuras
serpentinas y semicírculos. Con el equipamiento
moderno se encontró un área geo energética
asombrosa con una acústica extraordinaria. Las
columnas no tenían funcionalidad arquitectónica,
pero representaban el Eje de la Divinidad con el
mundo, los arqueólogos afirmando que el Panteón
data del 4500 a.C. Se dice que quien duerme aquí
por la noche incluso escucha los susurros de la
gente al otro lado del estanque de Cătălui.
"Columna pintada de Cascioarele" se puede
admirar en el Museo del Bajo Danubio en Calarasi.
Las colecciones que posee este museo son más de
30.000 piezas, las cuales tienen un valor especial.

El TRIANGULO SAGRADO del CONDADO de ARGES
Los 3 Monasterios Rupestres del condado de Arges

Los monasterios rupestres de Corbii de Piatra, Cetatuia Negru Voda y Namaiesti forman un triángulo equilátero de 20 km de lado, conocido como el Triángulo Energético de Arges, una tierra que sorprende por su belleza y especial energía. Los tres lugares parecen haber sido construidos sobre antiguos asentamientos de la época dacia. Esta tierra ofrece paz, tranquilidad, hermosos paisajes y leyendas, innumerables ascetas, monjes y monjes viviendo aquí desde la antigüedad.

1. Monasterio Corbii de Piatra - pueblo de Jgheaburi

Es el monasterio de cuevas más antiguo del país excavado en una enorme pared de roca; data del siglo XIV y la iglesia del monasterio es el único lugar de culto en Rumanía con dos altares funcionales en la misma nave. Frente a la iglesia tallada en piedra había una pequeña de madera. Un camino con barandilla en zigzag se eleva sobre las rocas, desde donde se abre un panorama especial sobre el valle del río Doamnei. La iglesia rupestre es única en el paisaje religioso cristiano, en el fresco excavado en arenisca pudiéndose ver la pintura de tradición bizantina con santos y ángeles mirándonos desde las paredes rocosas; en el altar esta la mesa tallada en roca así como otros nichos y estantes tallados en piedra, ahora cubiertos con toallas populares. Cuenta la leyenda que el rey dacio tenía aquí una cueva secreta, donde se ocultaba de los invasores y escondía su tesoro.

2. Monasterio Cetățuia Negru Vodă - pueblo Cetateni

La iglesia rupestre está ubicada en una cueva de 12 metros de largo, 4 metros de ancho y 3 metros de alto; fue excavado en una roca, siendo un refugio para el gobernante de Valaquia, Negru-Voda. La zona está llena de cuevas talladas en piedra por los monjes que han vivido aquí, cuevas de difícil acceso sin equipamiento especial. Se dice que en el período comprendido entre las fiestas religiosas del Manantial de la Curación y Asunción de la Virgen María, en la iglesia rupestre de la cueva, en el Santo Altar, brota agua de un pequeño manantial. También allí podrán visitar la celda de Zamolxis, la iglesia de madera en estilo Maramures y la Cruz de los Deseos, donde la gente deja boletos o artículos personales indicando que el deseo se cumple si pasaras un tiempo en la tranquilidad de ese lugar. En la zona podrán descubrir la Cueva de Papá Noel y la celda de Ioanichie, la mesa de Mihai Viteazul, la Ermita del Santo Modest, y otros atractivos como Coltii Doamnei, Pietrele Cavalerul Trac, Paraul lui Coman, Las Estatuas Megalíticas y las huellas dejadas en la piedra del conde Negru-Vodă, hace siglos.

3. Monasterio Namaiesti - aldea de Valea Mare

En la iglesia del monasterio de Namaiesti, el objeto
más preciado es el icono milagroso que encarna a
la Virgen María con el bebé en brazos. Cuenta la
leyenda que este ícono es uno de los 12 íconos
pintados por el Santo Apóstol Lucas y traído aquí
por el Santo Apóstol Andrés, en una misión en la
tierra rumana para predicar el Evangelio. La iglesia
está parcialmente excavada en la roca, con una
torre que cruza un anillo de piedra y luego está
construida de ladrillo. En el patio del monasterio
hay un campanario de madera, un museo y una
biblioteca y detrás del monasterio fluye el arroyo
Izvorul Tamaduirii, bajo un sauce regordete, donde
el agua tiene un sabor especial. Las leyendas de
Nămăieşti son muchas, una de ellas habla de un
pastor que supuestamente durmió con la oveja en
la roca donde ahora está cincelada la iglesia, y se le
mostró durante la noche la misma Madre de Dios,
quien le pidió que cavara en la piedra de abajo para
llegar al lugar donde se escondía un icono antiguo.
En la zona se puede visitar también la casa
memorial George Memorial House, con la estatua
de bronce del poeta.

CUEVAS CON ENERGIAS POSITIVAS

En Rumanía hay más de 12.000 cuevas y grutas, lo que sitúa a este país en el segundo lugar de Europa. Las cuevas con poderes curativos más importantes curativos y las grutas con cargas de energía positiva son:

CUEVA PESTERA MUIERII - CUEVA DE LAS MUJERES

La Cueva de las Mujeres es un lugar mágico lleno de misterios. Se dice que aquí ocurren milagros, las mujeres que no pueden tener hijos encuentran su cura, y también aquí se curan las enfermedades, la cueva tiene efectos terapéuticos y curativos para el asma, diabetes, reumatismo, depresión, estrés, insomnio o trastornos hormonales. Es una de las cuevas más hermosas del país, siendo la primera cueva que se electrificó. Se encuentra dentro de la aldea de Baia de Fier, en la montaña de piedra caliza cerca de un río, a una altitud de 700 metros. Consta de 4 galerías dispuestas en dos niveles. El piso superior tiene una longitud de 1200 m y está lleno de canales y cavidades, pero solo una parte de 500 m es accesible y está arreglada para turistas.

CUEVA PESTERA COLTUL CHILIILOR - PIATRA CRAIULUI

Cerca del Monasterio Coltul Chiliilor, en el macizo de Piatra Craiului, en una roca alta, hay una cueva donde se encuentra una iglesia antigua y donde hay un altar y una encina de hierro. En el claro cercano brota un manantial que los lugareños dicen que está curando enefermedades, en el tiempo sanando a muchos pacientes. En esta cueva se han realizado en el pasado servicios religiosos, y se dice que tiene un poder inusual sobre las aguas, siendo aquí el lugar de oración de los lugareños durante las inundaciones o las sequías. La cueva tiene una longitud de 20 metros y está adornada con numerosos iconos y velas, los peregrinos llegando hasta aquí para rezar y encender velas.

CUEVA PESTERA POLOVRAGI - CONDADO DE GORJ

La cueva de Polovragi es llamada por los
entusiastas de lo paranormal el Triángulo de las
Bermudas, debido a los extraños eventos que
tuvieron lugar aquí, así como a las desapariciones
de personas, animales o buscadores de tesoros. Se
dice que una vez que llegas aquí te sientes como si
estuvieras entrando en otro mundo, abrumado por
una energía positiva. Otro nombre popular que se
le da a la cueva es Cueva del dios Zamolxe, siendo
los aldeanos que afirman que la mayoría de las
veces cuando se toman fotos, aparecen luces y
esferas en imágenes, quienes se acercan a la piedra
del dios Zamolxe se ven abrumados por
pensamientos extraños y sentimientos extraños, y
los detectores de bioenergía se vuelven locos cerca
del asiento del dios, todo lo cual es evidencia de
que la cueva todavía lleva energía de otra época.
Cuenta la leyenda que Zamolxe, el dios espiritual
de los dacios, vivía en la cueva, lo que le dio el
poder de cambiar su apariencia como quisiera.
Según los lugareños, en ocasiones aparecen unas
luces inexplicables en las galerías más oscuras de la
cueva, que desaparecen en cuanto una persona
intenta acercarse a ellas. La cueva se encuentra en
las Gargantas de Oltetului a una altitud de 670
metros, tiene numerosas galerías que se extienden
a lo largo de 10 km, pero por diversas razones no se
puede explorar en su totalidad sino tan solo 800
metros. Dentro de la cueva hay una planta rara
llamada polovraga, que los curanderos dacios
usaban como remedio contra las enfermedades;
también la cueva alberga una interesante colonia
de murciélagos, llamados murciélagos de
herradura.

CUEVA PESTERA PUTUROSU - BALVANYOS, HARGHITA

La Cueva de Puturosu se conoce popularmente
como la Cueva Viagra, siendo la mofeta natural
más grande de Europa debido al azufre que se
emite aquí, que actúa como una verdadera viagra
natural. Las propiedades terapéuticas son
reconocidas incluso por los médicos, muchos
turistas viniendo aquí con fines médicos para
sanarse. La terapia con azufre tiene resultados
curativos en enfermedades cardiovasculares y
reumáticas, pero también es un tratamiento
natural contra alergias y enfermedades de la piel.
La cueva de Puturosu, que se traduce como el mal
olor, lleva el nombre del olor a azufre que emana.
La cueva está ubicada a más de 1000 metros de
altitud, tiene una longitud de solo 14 metros y las
paredes de la cueva son amarillas debido a la alta
concentración de azufre emanado; a la entrada de
la cueva hay bancos y una pileta de azufre, pero
como todo está ventilado no hay peligro. Aquí
podrán relajarse disfrutando del hermoso paisaje y
de los milagrosos beneficios del azufre, siendo la
única cueva de gas utilizada con fines terapéuticos.

CUEVA IALOMITEI & GRUTA DEL ERMITAÑO - BUCEGI

La Cueva Ialomitei es bastante misteriosa, a su
alrededor se tejen leyendas sobre sus poderes
milagrosos y su carga de energía. Hay turistas que
dicen que a veces las cámaras ya no funcionan en la
cueva, o que aparecen seres raros en las fotos, los
zahoríes que tomaron medidas aquí afirman que el
lugar está realmente cargado de energía. Cerca de
la cueva se encuentra la Cueva del Ermitaño,
donde, en una roca en el interior, se recoge agua
del condensado en las paredes de la gruta, los
aldeanos afirmando que el agua tiene poderes
curativos y cura enfermedades. También aquí hay
una roca que, según la leyenda, fue entregada a la
gente por el dios dacio Zamolxe, y si la tocaras
cumplirá tu deseo. En la montaña de Bucegi, en
esta zona, cerca de los manantiales del rio Ialomita,
vivian ermitaños ortodoxos desde el siglo XV,
siendo conocido un caso de un ermitaño que estaba
siempre junto con un oso, siendo el único caso
conocido en el monaquismo rumano cuando un
ermitaño era atendido por un animal salvaje.

CUEVA PESTERA MOSULUI & LA CRUZ DE LOS DESEOS

Cerca del Monasterio Cetatuia Negru-Voda hay
una iglesia excavada en la roca, que consta de dos
habitaciones con pinturas antiguas y un altar
donde brotó un chorro de agua en el verano, que se
dice que cura. Cerca se encuentra la Roca de los
Deseos donde está grabada la Cruz de los Deseos, y
muy cerca se encuentra la Cueva Santa, que fue la
celda de un santo que cavó su propia tumba aquí,
en la cueva que esta llena de símbolos cristianos,
garabatos, pinturas e iconos. Detrás de la cueva
hay un dibujo en la roca que representa al Gran
Caballero Tracio, la deidad suprema de los dacios.
No muy lejos también se encuentra la Cueva de San
Juan que vivió aquí durante 30 años, y sus
reliquias se encuentran en el Monasterio de Negru
Voda; a esta cueva aislada sólo se puede acceder
descendiendo por una cuerda.

CUEVA PESTERA VADU CRISULUI - CONDADO BIHOR

Esta cueva tiene un clima especial y alberga
algunas especies de hongos con efectos antibióticos
que se dice que curan enfermedades respiratorias.
Los lugareños cuentan la leyenda del médico que
trataba a los pacientes con asma en esta cueva,
simplemente paseándolos y manteniéndolos en la
cueva, sin pastillas ni medicinas; los pobladores
declaran que el aire de esta cueva puede curar
enfermedades pulmonares al igual que en las
famosas minas de sal del país. Otra leyenda nos
dice que quien beba agua clara del arroyo que
desemboca en la cueva y diga el nombre del ser
querido, será amado de por vida.

PESTERA PONORICI CIOCLOVINA CU APA-HUNEDOARA

Este complejo kárstico está formado por la Cueva Seca de Cioclovina, la Cueva del Valle de Calianului y la Cueva de Cioclovina con Agua, unas cuevas con características para el tratamiento del asma por su aire autopurificado y por los aerosoles. La alta humedad de la cueva Ponorici Cioclovina favorece la fluidificación de las secreciones bronquiales y facilita la expectoración; los aerosoles de calcio y magnesio que se encuentran en el aire en forma de finas gotas, se inhalan durante la respiración, beneficiando así a los asmáticos. No hay factores dañinos en esta cueva, el aire es muy limpio, el dióxido de carbono tiene un papel importante en la estimulación de la respiración, el magnesio tiene una acción espasmolítica y los aerosoles de calcio tienen un efecto antiinflamatorio, todos estos factores tienen un efecto terapéutico milagroso en el tratamiento de diversas enfermedades respiratorias. En esta cueva hay un proceso natural de autopurificación del aire, carente de factores contaminantes.

CUEVA PESTERA MOVILE - MANGALIA, DOBROGEA

Se dice que esta cueva es el único lugar en el mundo que continúa existiendo en caso de un ataque nuclear. Es una cueva única en el mundo debido a su ecosistema, la cueva está siendo estudiada incluso por investigadores de la NASA, quienes la llamaron "El Marte Subterráneo de la Tierra". Se encuentra completamente aislado del exterior por su ambiente sulfuroso, tóxico para el ser humano, albergando más de 200 especies adaptadas para vivir en un ambiente libre de oxígeno, como arañas, caracoles, gusanos, escarabajos, miriápodos o escorpiones, especies totalmente diferentes a las conocidas por nosotros. Se descubrió que la fauna de esta cueva no se parece a la fauna de ninguna cueva de Rumanía. El agua termal sulfurosa de la cueva proviene de las profundidades de la tierra y fluye a través de canales kársticos cerrados. Actualmente se encuentra en conservación y solo puede ser visitado por especialistas, siendo la duración de la visita un máximo de dos horas.

LAS CUEVAS DE LAS MONTAÑAS DE RARAU -SUCEAVA
EL CUARTO CHAKRA ENERGÉTICO DE RUMANIA

Los chakras son unos puntos energéticos
particularmente importantes que han estado
activos en Rumania desde 1986; se dice que el país
tiene la mayor cantidad de centros de energía en el
mundo, 7 en número, en todo el planeta hay un
total de 15. Los chakras de Rumania se encuentran
en las aldeas de Sambata de Sus, Simleul Silvaniei,
Sarmisegetuza, Parang Mountains, Los Carpatos
Getic Subcarpathians, Capidava y Montes Rarau.
El Chakra 4 "Anahata", de la zona de las montañas
Rarau-Campulung Moldovenesc, representa el
poder emocional que ayuda a nuestro desarrollo
emocional, incorporando prácticamente la ley
espiritual que nos enseña que la energía más fuerte
que tenemos es el amor.
Hay fuentes que afirman que en la zona de las
montañas Rarau-Giumalau se activa un vórtice
gigante a través del cual se realizan infusiones
vibratorias, siendo este el lugar más adecuado para
alcanzar estados de conciencia bastante elevados.
Las enfermedades que se generan por el
desequilibrio del centro energético "Anahata"
encuentran su mejora en esta área de purificación y
energización, siendo el Monte Rarau un lugar ideal
para la liberación de energías emocionales
negativas. Las montañas de Rarau están surcadas
por numerosas cuevas y rutas turísticas señalizadas
que permiten a los turistas llegar a las atracciones
turísticas de la zona: Pietrele Doamnei, Garganta
Cheile Moara Dracului, Cueva Bat Cave, Pietrele
Buhei, El Bosque Codrul Secular de la Slatioara,
Monasterio de Rarau, Monasterio de Sihastria
Raraului.

LAGOS SALADOS TERAPEUTICOS

Los lagos de este país con propiedades terapéuticas son una verdadera bendición de la naturaleza, tanto los estanques de sal como los lagos de los macizos de sal tienen beneficios curativos y efectos saludables, ayudando a tratar diversas dolencias y enfermedades. Lagos, estanques y termas terapéuticos más importantes de Rumania:

EL LAGO URSU Y LOS ESTANQUES DE SOVATA

La reputación del complejo balneario y turístico de
Sovata se debe a los lagos y los estanques de aquí
con aguas cloradas y sódicas, que muestran el
fenómeno de la heliotermia. Este fenómeno se
manifiesta debido a la capa de agua dulce fresca
que esta por encima del agua salada. La capa de
agua dulce permanece en la superficie y actúa
como aislante térmico del agua salada que se
encuentra debajo; por lo tanto, la temperatura del
agua en los lagos varía según la acumulación de
calor solar en el agua salada. El balneario de Sovata
es reconocido a nivel europeo por estos estanques y
lagos curativos y por sus lodos con propiedades
terapéuticas.
Los lagos más importantes de Sovata son: Lago
Ursu, Lago Alunis, Lago Negro, Lago Rojo, Snake
Lake, Blackbird Lake y Green Lake. Cada lago es
un área protegida, y en las vallas que los rodean
hay carteles que muestran las particularidades de
cada uno.
El lago Ursu es el lago más importante del resort y
el lago heliotérmico más grande de Europa, siendo
milagroso por los beneficios que ofrece. Debido al
suelo volcánico, es el único lago de agua salada del
país rodeado de una rica vegetación. Los lodos
extraídos del lago se utilizan exclusivamente en el
circuito interno en la base de tratamiento del hotel
Ensana Danubius Sovata, no siendo vendidos, ni
transportados a otras áreas, ni exportados. De esta
forma, la eficacia del tratamiento es máxima,
conservando íntegramente las propiedades de los
lodos.

En el Lago Ursu, la temperatura del agua varía en función de la acumulación de calor solar en el agua salada, estando el agua caliente protegida por una capa de agua dulce de los arroyos, que no se mezcla con el agua salada, sino que permanece en la superficie actuando como aislante térmico.
Esto quiere decir que en verano la temperatura del lago varía entre 10 y 20 grados en la superficie, entre 30 y 40 grados a un metro de profundidad y entre 40 y 60 grados a una profundidad de más de 2 metros.

Los baños en el lago Ursu ayudan a curar o mejorar enfermedades ginecológicas, reumáticas, endocrinas, metabólicas, neurológicas, pero también por la relajación que da cuando se puede nadar o tomar el sol. Las propiedades del agua salada y el barro en este lago tienen un efecto antiinflamatorio en la zona genital, un efecto de mejorar la calidad del endometrio y mejorar la calidad de los ovocitos, según especialistas. Los tratamientos con barro y agua salada de este lago se recomiendan principalmente para estimular la fertilidad natural, tratar los síntomas de la premenopausia y la menopausia, pero también pueden tratar infecciones pélvicas crónicas, salpingitis crónica u otras infecciones pélvicas. Los lodos están mineralizados, principal componente inorgánico que garantiza el efecto antiinflamatorio, beneficioso en enfermedades reumatológicas, ginecológicas o dermatológicas.
El complejo turístico de Sovata se convirtió en un punto de interés en después de que el profesor Dr. Iuliu Haţieganu hablo de las propiedades beneficiosas del agua salada y el barro del lago Ursu.

LOS LAGOS SALADOS DE OCNA MURES - ALBA

Ocna Mures Resort se encuentra a unos 250 m de
altitud, en la margen izquierda del rio Mures en el
condado de Alba; la localidad tiene lagos salinos y
un clima continental moderado. Los lagos de agua
mineral salada concentrada están formados por el
derrumbe de las antiguas galerías en el macizo de
sal, estos lagos ubicados en los macizos de sal
presentando un especial interés turístico.
Dentro del complejo turístico hay varios lagos
antroposalinos: lago Ferdinand, lago Francisc, lago
Iosif, lago 1 Mai, lago 23 de agosto (Stefania) y lago
Romane.
En el pasado, el complejo de Ocna Mures se
llamaba "la ciudad de la sal", que destacó en el
mapa turístico de Rumania por los baños de sal,
que ocuparon el segundo lugar en el pais, después
del complejo de Slanic Moldova. El momento de
gloria se alcanzó en la década de 1980, cuando
miles de personas vinieron aquí para tratar sus
afecciones reumáticas y ginecológicas.
Las instalaciones de tratamiento más importantes:
solarium con disposiciones para aeroterapia y
helioterapia, instalaciones para electroterapia,
instalaciones para baños calientes, instalaciones
con agua mineral salada concentrada.
Entre los factores naturales de curación cabe
mencionar las aguas minerales cloradas y sódicas
de los lagos existentes en los sitios de las antiguas
minas de sal. Estas aguas tienen una concentración
particularmente alta, siendo utilizadas en el pasado
en el tratamiento de articulaciones reumáticas y
degenerativas, afecciones neurológicas periféricas,
ginecológicas y postraumáticas.

BALNEARIO TOROC - LOS LAGOS DE OCNA DEJ

Los lagos antroposalinos de Ocna Dej se formaron
en el sitio de algunas antiguas minas de sal que
colapsaron: Lago Toroc-Cabdic, Lago No. 1, Lago
Iosif, Lago Stefan y Lago Mina Mare.
Ocna Dej ha sido certificado como centro turístico
de interés local, siendo en su superficie el complejo
termal más sofisticado del país reunido en un área
pequeña, lagos con agua de cloro-sodio, arcillas
saladas y lodos sapropélicos de carácter
terapéutico. En lo alto del cerro, en el lugar de la
antigua mina de sal romana, hay un lago con agua
clorada con sodio y en la ladera inferior, dos lagos
con fango vegetal-mineral; el agua de estos lagos
salados está recomendada para enfermedades del
sistema musculoesquelético, para enfermedades
del sistema nervioso periférico, para enfermedades
de los genitales en la mujer, dermatosis crónicas y
secuelas tras tromboflebitis.
Las indicaciones terapéuticas para la cura externa
son para las siguientes enfermedades: reumatismo,
reumatismo abarticular, preartrosis, condiciones
degenerativas, enfermedades del sistema nervioso
periférico, enfermedades ginecológicas, secuelas
musculoesqueléticas, etc.
El Parque Toroc SPA se encuentra cerca de Ocna
Dej en Dealul Cabdicului, en un paisaje de cuento
de hadas. El complejo turístico y el balneario son
unos de los SPA más nuevos de Transilvania que
reabrieron tras nuevas modernizaciones, y cuenta
con un pabellón de spa, una terraza, canchas de
deportes, un lago salado, instalaciones de jacuzzi,
piscinas para niños, espacios comerciales, y
piscinas exteriores e interiores de agua dulce.

LOS LAGOS SALADOS DE OCNA SIBIULUI - SIBIU

El balneario Ocna Sibiului, también conocido como "Litoralul Ardealului", está ubicado en el valle del arroyo Visa, a 15 km de la ciudad de Sibiu; sobre el macizo de sal de la localidad se encuentran 14 lagos de sal formados por el derrumbe de las minas de sal de la zona, el yacimiento de sal de aui siendo explotado desde la época romana.

Los lagos Ocna Sibiului son los siguientes: lago Horea, lago Cloşca, lago Crişan, lago Pânzelor-Inului (Ocna Iosif), lago sin fondo (Ocna Francisc), lago Avram Iancu (Ocna Mare), lago Ocniţa (Ocna Mică), Sf. Ion (Ocna Sf. Ion), lago Poporului, lago Dulce, lago Brâncoveanu, lago Mâţelor, lago Vrăjitoarelor, lago Austel, lago Sfantul Ignat, lago Trestiilor. Diez lagos contienen agua salada y cuatro de ellos contienen agua dulce, solo 12 son funcionales.

En Ocna Sibiului podrán disfrutar de la playa, del sol, del agua, de las piscinas, de la diversión y también podrán beneficiar de los tratamientos naturales de barro terapéutico y agua salada, beneficiosos en diversas dolencias como las enfermedades del aparato locomotor, espondilosis, reumatismo crónico degenerativo, preartrosis y osteoartritis, trastornos neuromotores y diversos trastornos ginecológicos.

En el Complejo de Lagos Naturales de Ocna Sibiului tendrá a su disposición además de los lagos salados y piscinas de agua salada para niños, piscinas de agua dulce, áreas de juegos para niños, filigranas, terrazas, restaurantes, estacionamientos supervisados con cámaras de video, etc.

LOS LAGOS DE OCNA SUGATAG Y COSTIUI

Ocna Sugatag es conocido por ser un famoso
balneario en Maramures, debido a los manantiales
minerales de clorosodio y los lagos de sal formados
por el colapso de una antigua mina de sal.
Los lagos de sal de Ocna Sugatag y Costiui son
lagos con aguas ubicadas en sumideros de
disolución de sal y lagos de mina formados por el
colapso de los techos de las minas de sal. Además
de los complejos de agua salada, existen otros
humedales de menor tamaño pero que tienen la sal
como elemento característico. El complejo lacustre
de Ocna Şugătag incluye 8 lagos de minas de sal
colapsadas, más de 30 lagos pequeños en
sumideros que se disuelven, y lagos subterráneos
en minas de sal abandonadas. Entre los más
importantes se encuentran: el lago Gavrila, el lago
Taul sin fondo, el lago Batran, el lago Witch, el lago
Rojo, o el pantano del Valle Salado.

LOS LAGOS DE OCNELE MARI Y OCNITA - VALCEA

En las localidades de Ocnele Mari y Ocniţa en el
condado de Valcea hay lagos antrópicos con agua
salada que se utilizan como piscinas. Estos lagos
salados muestran el fenómeno de la heliotermia
debido al agua de precipitación que flota en una
fina capa sobre el agua salada, lo que hace que su
temperatura suba a una profundidad de más de 1
metro, a 30-40 grados centígrados, lo que aumenta
el efecto terapéutico.

Ocnele Mari es un complejo turístico del condado
de Valcea situado a 8 km de Ramnicu Valcea.
Debido a las aguas clorosódicas y yodadas y al lodo
sapropelico, son una fuente de salud a través de los
beneficios curativos que ofrecen al turista, estas
aguas en combinación con el lodo sapropelico
tratando enfermedades del sistema esquelético en
niños, reumatismo y enfermedades ginecológicas.
Las principales atracciones del pequeño complejo
son la mina de sal Ocnele Mari y la "piscina sin
fondo", llamada así porque tiene una profundidad
significante, el agua que brota de las profundidades
cambiandose a diario. Hay dos lagos de agua dulce
en la zona: el lago Doamnei en la colina Doamnei y
el lago Covoi en la meseta de Gorunis.
La base de ocio de Ocnele Mari consta de tres
piscinas de agua salada y una para niños, donde se
recomienda que un tratamiento terapéutico incluya
al menos 12 baños.
La Mina de sal Ocnele Mari está ubicada a 225
metros bajo tierra y cubre un área de 10,000
metros cuadrados. Esta antigua mina de sal está
acondicionada como parque tematico subterráneo,
donde hay una iglesia, un museo, un restaurante,
varias tiendas de suvenires, bares, unas canchas de
fútbol, baloncesto o tenis, mesas de billar y juegos
infantiles.
Muy cerca se encuentra la base de ocio Ocnița,
donde hay otras tres piscinas de agua salada y una
de barro.

LAGO SALADO DE TURDA – BAÑOS DE SAL TURDA

El área de los baños de sal de Turda se utiliza como un pequeño spa, la iniciativa para organizar esta área se debe al Dr. József Hanko y al farmacéutico Lajos Velits, quienes entendieron el papel curativo del agua salada en la ciudad de Turda. Aquí hay 15 lagos antroposalinos, incluida la piscina principal, también llamada "Lago Romano".
Todos estos lagos eran antiguas minas, y debido a que después de que los romanos extrajeron la sal y los abandonaron, se fueron llenando de agua a lo largo de los años. Los lagos más importantes son: Lago Roman, Lago Privighetorii, Lago Trazan, Lago Csiky, Lago Bombeo, Lago Kimpel, Lago Vajas, Lago Nyalkas, Lago Batranescu, Lago Macska, Lago Zoo o Lago Baltoaca.
La capacidad de la piscina del lago romano es de aprox. 8.000 personas, tiene una profundidad de 14 metros y una concentración de sal muy alta, con cualidades curativas especiales que ayudan a tratar enfermedades reumáticas y ginecológicas, o las enfermedades del sistema nervioso periférico, y otras enfermedades como artrosis, espondilosis y tendinosis. El fango es terapéutico y se utiliza en balneoterapia, teniendo un potencial enzimológico y microbiológico.
El área de los lagos Durgau consta de 5 lagos: lago Durgau, lago Ocna, lago Dulce, lago Sulfuros y lago Rotund, lagos que se formaron al llenar con agua las minas de sal colapsadas. La playa de Durgau es la más importante y se encuentra cerca de la mina de sal de Turda. La piscina se dispuso alrededor del lago Ocna y el lago Rotund, dos lagos altamente mineralizados con un alto contenido de sal y un fenómeno heliotermal.

LOS LAGOS DE VALEA STELII - BAICOI, PRAHOVA

La localidad de Baicoi en el condado de Prahova se convertio en un balneario debido a los lagos yodados y al lodo sapropélico recomendado en enfermedades cardiovasculares, reumáticas, ginecológicas o del sistema nervioso central. El Complejo Turístico de Valea Stelii, que también alberga un lago de agua salada, atrae a cientos de turistas debido a los procedimientos terapéuticos en las piscinas de agua salada y al barro curativo, rico en azufre.

LOS LAGOS DE BAILE FIGA-BALNERIO EN BISTRITA

El pequeño complejo Baile Figa se extiende sobre 15 hectáreas y está ubicado en una depresión rodeada de bosques, a 3 km de la ciudad de Beclean. Aquí encontrarán un oasis de salud por las propiedades del agua salada de las piscinas y el barro que trata enfermedades reumatológicas, dermatológicas o neurálgicas.
El complejo turístico incluye el lago Cerbul, un pequeño arroyo, una cascada artificial, piscinas de agua salada, una mini playa con arena, varias terrazas, una alberca donde se hacen packs de barro, un polideportivo con canchas de tenis y fútbol, un parque infantil con tirolina y un laberinto de arbustos, un centro SPA con albercas con jacuzzi y albercas de agua dulce, etc.

LOS LAGOS DE SLANIC - CONDADO DE PRAHOVA

El complejo de Slanic Prahova está catalogado como un importante centro turístico nacional. Debido a la montaña de sal de Slănic Prahova hay cuatro lagos con una concentración de sal muy alta: Green Lake, Red Bay Lake, Baia Baciului Lake y Baia Porilor Lake, todos famosos por sus efectos terapéuticos del barro sapropelico y de sus aguas saladas. El balneario de Slanic Prahova, ubicado a 45 km de Ploiesti, está catalogado como un SPA y balneario de importancia nacional, por la riqueza de los recursos de tratamiento, el clima templado, la belleza de los lugares y debido a los principales atractivos de Slanic: la Mina de Sal Slanic y la Montaña de Sal de Slanic.

El complejo turístico de Slănic Prahova tiene una amplia gama de factores curativos naturales, a los que se suma el clima montañoso, que hace que el complejo sea beneficioso para muchas patologías a través de sus lagos naturales hiperconcentrados de cloruro-sodio y por el microclima salino de la Mina de Sal, aparte de las bases de tratamiento en los complejos del spa.

También aquí se encuentran varios manantiales con aguas minerales curativas y un sanatorio, creado al transformar una antigua mina de sal en un centro terrapeutico subterraneo donde se tratan diversas enfermedades respiratorias a través del microclima del aire salado.

En Slanic Prahova podran tratar enfermedades reumáticas, enfermedades metabólicas, enfermedades dermatológicas, enfermedades endocrinas, enfermedades ginecológicas, depresión, neurosis o enfermedades respiratorias.

LOS LAGOS SALADOS DE BAILE COJOCNA - CLUJ

Baile Cojocna es un pequeño balneario climático
situado a 340 metros de altitud en el municipio de
Cojocna, a 25 km de Cluj. Aquí, se formaron varios
lagos sobre las minas abandonadas, las minas de
sal colapsadas convirtiendose en lagos salinos con
propiedades terapéuticas. El lago Toroc y el lago
Mare se han convertido en baños recreativos y
también para el tratamiento de enfermedades
reumáticas, endocrinas y ginecológicas. El primer
lago está dispuesto alrededor, y el segundo está
dispuesto solo en la entrada, teniendo un aspecto
más salvaje al estar ubicado al pie de una colina. La
ventaja de los turistas es que podran extender su
manta cerca de la piscina de agua dulce, cerca del
lago salado, en la arena, en la hierba, en un terreno
llano, en altura, al sol o a la sombra del bosque.
Dentro del complejo hay hamacas, espacios donde
se pueden instalar carpas y un área de parrilla.

LAGO MITRENI DE VALEA ROSIE - CALARASI

El lago Baile Mitreni es un lago natural de agua
salada, ubicado en el pueblo de Valea Rosie, a 70
km de Calarasi. Cientos de turistas vienen aquí
para ser tratados debido al barro sapropelico con
propiedades terapéuticas y debido a las aguas
sulfurosas y sódicas. La superficie de este lago es
bastante grande, los turistas viniendo a esta
localidad para disfrutar de la pesca en el Lago
Ocolului Silvic, para visitar el Bosque Ciornuleasa o
el cercano Monasterio "Adormirea Maicii
Domnului", y tambien para tratar diversas
dolencias con agua y barro del Lago Mitreni.

MANANTIALES Y FUENTES MEDICINALES

Un tercio de las aguas minerales y termales de Europa se encuentran en Rumanía, en este país existiendo más de 2000 de fuentes y manantiales minero medicinales. Estas aguas están indicadas en el tratamiento de diversas dolencias y enfermedades, los SPA y los balnearios más efectivos siendo estos:

BALNEARIO DE SLANIC MOLDOVA (JUDET BACAU)

Slănic Moldova, conocida como "La Perla de
Moldavia", es un centro turístico en el condado de
Bacau, famoso por sus manantiales carbonatados,
bicarbonatos, sulfurosos, clorados, hipertónicos,
hipotónicos y oligominerales.
Estas aguas son beneficiosas para tratar diversas
dolencias tales como: trastornos digestivos,
enfermedades hepatobiliares, enfermedades
metabólicas y nutricionales, enfermedades renales
y urinarias, enfermedades cardiovasculares,
enfermedades reumáticas degenerativas y diarreas,
enfermedades respiratorias, endocrinas o
ginecológicas.
Para el curado interno con agua mineral, se usan
los manantiales nº 1, nº 8, nº 8 bis, no. 1 bis, no. 3
y no. 10.
En Slanic Moldova existen instalaciones para
baños calientes con aguas minerales y medicinales,
instalaciones para terapia respiratoria (aerosoles e
inhalaciones), electroterapia e hidroterapia,
piscinas para fisioterapia, zorrillos, instalaciones
para el tratamiento de determinadas enfermedades
vasculares periféricas y para gimnasia médica.
Las cualidades de las aguas minero medicinales de
aquí fueron confirmadas por las medallas
obtenidas en las exposiciones internacionales de
París, Viena o Frankfurt.

Todos los tratamientos con agua de las fuentes
medicinales y de los manantiales minerales de
Slanic Moldova, deben ser prescritos y seguidos
por un medico balneólogo.

LAS FUENTES Y LOS MANANTIALES DE SLANIC
Indicaciones terapéuticas de las aguas medicinales:

Fuente 1
Con esta agua se tratan los trastornos gástricos
como: la gastroduodenitis crónica, la úlcera, o el
tratamiento del resto funcional del hígado; esta
agua también vale para los trastornos
hepatobiliares como: la colecistitis simple crónica o
litiasis, la discinesia biliar, la pancreatitis crónica; y
sirve también para las enfermedades metabólicas
como: la gota, la obesidad, la dislipidemia.

Fuente Primavera 1-bis
Con esta agua se tratan los trastornos gástricos, la
colecistitis crónica, el estreñimiento, las gástricas y
duodenales, las secuelas después de una operación
de hígado, las enfermedades metabólicas (diabetes,
gota), las condiciones alérgicas.

Fuente 3 - "El Rey de las fuentes minerales"
Con esta agua se tratan los trastornos del tracto
digestivo (gastritis, úlceras hiperacidez, colecistitis
hipotónica, estreñimiento rebelde)

Fuente 5
Esta fuente sirve para tratar la inflamación crónica
de los ojos en forma de aerosoles, inhalaciones,
aerosoles.

Fuente 6.
Con esta agua se tratan la gastritis crónica o hipo
ácido, acompañado de estreñimiento; también
sirve para el estreñimiento regular, las
enfermedades de nutrición y el metabolismo, o
para la colecistitis crónica e hipotonía.

Fuente 8
Esta fuente sirve para tratar la gastritis crónica, o
hipo ácida acompañada de estreñimiento o
estreñimiento regular; sirve para las enfermedades
de la nutrición y el metabolismo, colecistitis
crónica e hipotonía.

Fuente 10
Con esta agua se trata la gastritis crónica, hipo
ácidos, acompañada de estreñimiento; también las
enfermedades de la nutrición y el metabolismo,
colecistitis crónica, hipotonía.

Fuente 14
Esta fuente sirve para tratar los trastornos del
tracto digestivo (gastritis, úlceras hiperacidez,
colecistitis hipotónica, estreñimiento rebelde).
Se recomienda para pacientes con anemia
ferropenia y para quienes no toleran el azufre.

La Fuente Primavera 15
Esta fuente sirve para tratar los trastornos
gastrointestinales, especialmente con espasmos.
Agua de elección para ancianos con trastornos
gastroduodenales acompañados de hiperacidez y
espasmos digestivos.

La Fuente Primavera Ciuget
Esta agua trata las enfermedades hepatobiliares
las enfermedades hepáticas crónicas (incluso de
evolución lenta); sirve también para tratar la
diabetes, la gota o los cálculos renales.

Fuente Sonda 2
Esta fuente sirve para tratar trastornos renales,
trastornos digestivos, y trastornos hepáticos.

BALNEARIO DE CALIMANESTI (JUDET VALCEA)

Calimanesti-Caciulata es un resort turístico y SPA ubicado en el valle del Olt en el condado de Valcea, famoso por sus manantiales minerales y termales que se encuentran aquí, con aguas oligominerales, hipotónicas, isotónicas e hipertónicas.

El balneario de Calimanesti-Caciulata tiene cinco perfiles de tratamiento: enfermedades de los riñones y del tracto urinario, enfermedades del tracto digestivo y glándulas, enfermedades del sistema musculo esquelético y del sistema nervioso periférico, enfermedades ocupacionales (como la intoxicación con metales pesados) y de la silicosis. El tratamiento con las aguas de los manantiales minero medicinales debe ser prescrito y seguido por un médico de balneología.

Las aguas termales de Calimanesti Caciulata:
Fuente Sonda 1009 Calimanesti: sirve para tratar enfermedades reumáticas y trastornos de la circulación vascular de los nervios periféricos.
Fuente Izvorul Caciulata 3 - sonda 1003: agua termal con una mineralización total, con una temperatura de 56ºC.
Fuente Izvorul Calimanesti-Ostrov-Pod: agua termal con una mineralización total.
Manantial Cozia 1: agua termal con una mineralización total, con una temperatura de 41ºC.
Manantial Cozia 3: agua termal con una mineralización total, con una temperatura de 23ºC
Fuente Sonda Bivolari: agua termal con una mineralización total, con una temperatura de 35ºC
Manantial Perforación F5 Cozia: agua termal con un pH de 7.5, con una temperatura de 46ºC.

LAS FUENTES Y LOS MANANTIALES DE CALIMANESTI
Indicaciones terapéuticas de las aguas medicinales:

Fuente Caciulata 1
Se utiliza en el tratamiento de enfermedades
renales, disminuye la glucosuria y la glucemia
patológica, tiene acción antialérgica en gastritis
crónica y dispepsia gástrica, en hepatitis y
colecistitis crónica, en el tratamiento de diuresis,
en cálculos urinarios, en nefritis albuminosa, en
pielonefritis, en glucósidos diabéticos simples y en
alergias alimentarias.

Fuente Caciulata 2
Se utiliza en el tratamiento de úlceras duodenales
crónicas, cálculos renales, gastroduodenitis crónica
y gastroduodenitis hiperacida.

Fuente Izvorul 4 Calimanesti
Se utiliza según las instrucciones del médico; el
agua es sulfurosa, clorada, sódica, hipotónica; la
temperatura del agua es de 8 a 14 grados Celsius.

Fuente Izvorul 5 Calimanesti
Se utiliza según las instrucciones del médico; el
agua es sulfurosa, clorada, sódica, hipotónica. La
temperatura del agua también es de 8 a 14 grados.

Fuente Izvorul 6 Calimanesti
Está indicado en rinitis, en gastritis hiperacida
crónica, en colecistitis crónica y en el tratamiento
de blefaroconjuntivitis lavando los ojos.

Fuente Izvorul 7 Calimanesti
Se utiliza como agua potable; el agua es sulfatada,
clorada, potásica, sódica, magnésica, atérmica.

Fuente Izvorul 8 Calimanesti
Está indicado en gastritis crónica, en hepatitis
crónica posvirótica, en desciñeseis biliares
especialmente con atonía vesicular, en condiciones
de alergia alimentaria, en intoxicaciones
profesionales crónicas. El agua del manantial 8
también se utiliza en forma de aerosoles,
inhalaciones, aerosoles e irrigación vaginal, o la
aplicación de compresas en lugares afectados por
eczema.

Fuente Izvorul Calimanesti 14
Se utiliza en el tratamiento de cálculos urinarios,
colecistitis, gastroduodenitis hiperacida y úlceras
crónicas.

Fuente Izvorul Cozia 2
El agua también puede ser utilizada por rubios que
padezcan tanto hipertensión como estenosis
uretrales con hipertrofia prostática incipiente,
siempre que la diuresis sea satisfactoria.

Fuente Izvorul Pausa 1
Se utiliza en tratamiento interno, indicado en
dispepsia gástrica crónica, en hepatitis crónica
poshepática, especialmente en ancianos, en
enfermedades del tracto urinario, albúmina simple,
nefritis insular.

Fuente Izvorul Pausa 2
Se utiliza en el tratamiento de cálculos renales para
quienes no están indicados para el tratamiento con
la primavera Caciulata 1.

BALNEARIO DE HERCULANE (CARAS-SEVERIN)

Baile-Herculane es uno de los balnearios más antiguos del país, ubicado en el condado de Caras Severin, en el Parque Nacional de Domogled-Valea Cernei. En el complejo hay 16 manantiales de agua termomineral, alineados a lo largo del río Cerna en una longitud de casi 4 km. La composición de los recursos del balneario consiste en minerales térmicos clorurosódicos, bicarbonato, ligeramente sulfuroso con una temperatura de 38 ° C - 53 ° C; aguas minerales termales de clorosodio, bicarbonato, calcio con una temperatura de 46 ° C - 56 ° C; y aguas termales de clorosodio, bromadas, yodadas y sulfurosas, con una temperatura que puede llegar a los 62 ° C.

Las aguas minerales se pueden utilizar en forma de aerosoles en afecciones pulmonares o del sistema respiratorio: asma, fuera de los ataques de asma, y también en enfermedades O.R.L: sinusitis crónica, rinosinusitis alérgica fuera de los brotes.
Las aguas minerales podran utilizarse como cura interna (beber), crenoterapia, en enfermedades gastrointestinales (gastritis crónica), diabetes o dislipidemias.

Como medida preventiva se puede practicar la hidrogymnástica en piscinas con aguas termales sulfurosas, y se puede aplicar climatoterapia, beneficiosa para combatir estados de exceso de trabajo físico o intelectual, y en cuanto a los tratamientos de recuperación, se basan en aguas minerales de la zona, que se utilizan de 3 formas: curado externo, aerosoles o curado interno.

LAS FUENTES Y LOS MANANTIALES DE HERCULANE
Indicaciones terapéuticas de las aguas medicinales:

Las aguas termales con una temperatura de 38°C - 60°C se utilizan en tratamiento externo en forma de baño por hidrogymnastics en piscinas o baños en bañeras dispuestas.
Se recomienda el tratamiento externo con aguas minerales termales en el tratamiento de las siguientes enfermedades: reumatismo degenerativo, reumatismo inflamatorio, reumatismo abarticular (tendinitis, tenosinovitis, periartritis escapulohumeral, miogelosis, fibromialgia); enfermedades postraumáticas (esguinces, dislocaciones); enfermedades neurológicas periféricas y centrales (paresia); enfermedades asociadas: ginecológicas (anexos), cardiovasculares (hipertensión); enfermedades profesionales (silicosis), enfermedades oculares; afecciones dermatológicas: eccema, prurito y urticaria.

Las fuentes termales de Baile Herculane:
Fuente Izvorul artezian Maria / Neptun – 54°C
Fuente Elisabeta / Diana – 55°C
Fuente Hebe – 41°C
Fuente Ileana (azi Apollo 1) – 46°C
Fuente Iosif – 54°C
Fuente Neptun 3 – 54°C
Fuente Hercules – 67°C
Fuente Hygeea – 48°C

Los manantiales termales de B. Herculane:
Fuente Forajul Crucea Ghizelei (Strand 7 Izvoare)
Fuente Sursa Hercules I (Hotel Roman)

Tratamiento interno - Indicaciones terapéuticas:

Fuente Diana III: enfermedades que requieren
tratamiento del cólera, enfermedades que
requieren diuresis. El agua también se puede
utilizar en el tratamiento externo de las siguientes
enfermedades: reumatismo crónico degenerativo,
reumatismo abarticular, secuelas
musculoesqueléticas postraumáticas.

Fuente Primavera Neptun III: algunas
enfermedades oculares (conjuntivitis crónica,
blefaritis crónica)

Tratamiento externo - Indicaciones terapéuticas:

Fuente Foraj 511 H: reumatismo crónico
degenerativo, reumatismo abarticular, secuelas
musculoesqueléticas postraumáticas, trastornos
neurológicos periféricos

Fuente Primavera Traian: reumatismo crónico
degenerativo, reumatismo abarticular, secuelas
musculoesqueléticas postraumáticas, trastornos
neurológicos periféricos

Fuente Muelle Neptun I: reumatismo degenerativo
crónico, reumatismo abarticular, secuelas
musculoesqueléticas postraumáticas, trastornos
neurológicos periféricos

Fuente Apollo II (detrás del Restaurante Grota
Haiducilor): agua mineral natural, sulfurosa,
clorada, cálcica, sódica, hipertermal, hipotónica.

BALNEARIO DE BAILE OLANESTI (JUDET VALCEA)

Baile Olanesti es un balneario ubicado en el Valle
de Tisa en el condado de Valcea, también llamado
"Golden Springs", debido a los manantiales
medicinales mineralizados yodados, bromados,
sodio, calcio, sulfurosos y clorados.
El tratamiento del SPA Olănesti se divide en
crenoterapia (tratamiento de agua mineral) y
tratamiento auxiliar (hidroterapia, electroterapia,
fototerapia, aeroterapia).

Tratamiento interno: en cura interna se generalizó
el método de administrar 6 tomas de agua por día,
directamente de la fuente si será posible, debido a
que las aguas hipotónicas e isotónicas pierden su
estabilidad en contacto con el aire, cambian su
apariencia y acciones fármaco dinámicas en unas
horas, por esta razón estas aguas no se embotellan
y no se comercializan.

Tratamiento externo: para el tratamiento externo
en el resort, tendran a su disposición un pabellón
con instalaciones de baños calientes e instalaciones
para irrigación vaginal, donde se realizan más de
1000 baños diarios; también hay un departamento
de hidroterapia con personal sanitario cualificado
donde se realizan baños generales, duchas masaje,
duchas subacuáticas, envolturas de parafina, baños
de hierbas, baños de burbujas de aire.
Existe un pabellón de electroterapia y uno con
baños galvánicos, una instalación de tratamiento
de aerosoles y una sala de cultivo médico y de
kinetoterapia con y hidroquinoterapia.

LAS FUENTES Y LOS MANANTIALES DE B. OLANESTI
Indicaciones terapéuticas de las aguas medicinales:

Fuente no. 3-Corona Olanesti: enfermedades de gastroduodenitis crónica; enterocolitis crónica inespecífica; alergias digestivas; enfermedades que requieren tratamiento de correlación; trastornos metabólicos (diabetes, gota)

Fuente no. 5-Minerva Olanesti: enfermedades crónicas de gastroduodenitis; enterocolitis crónica inespecífica; enfermedades que requieren tratamiento de correlación (colecistitis, altiasis, discinesia); diabetes compensada.

Fuente no. 7-Olanesti Crystal: enfermedades crónicas de gastroduodenitis; enfermedades que requieren tratamiento de correlación (discinesia biliar, secuelas postoperatorias de los conductos biliares, colecistitis crónica); enterocolitis crónica inespecífica; alergias digestivas, respiratorias, cutáneas; parasitosis intestinal. También se puede realizar terapia parenteral (inyecciones) para enfermedades alérgicas con manifestaciones polimórficas y terapia con aerosol para tratar la rinosinusitis crónica; faringitis crónica; laringitis crónica; traqueo bronquitis crónica; asma bronquial; rinitis alérgica crónica; neumoconiosis.

Fuente no. 8-Mara Olanesti: gastroduodenitis hipoácida crónica; enterocolitis crónica inespecífica; condiciones que requieren tratamiento de correlación.

Fuente no. 9-Triumf Olanesti: enfermedades crónicas de gastroduodenitis hipo ácida; enterocolitis crónica inespecífica con pocas deposiciones y buena nutrición; trastornos de las vías biliares que requieren tratamiento de correlación (discinesia biliar, secuelas tras cirugía de vías biliares, colecistitis crónica); alergias digestivas.

Fuente no. 10-Flora Olanesti: gastroduodenitis hipo ácida crónica; enterocolitis crónica inespecífica; enfermedades que requieren tratamiento de correlación (discinesia biliar, secuelas después de cirugía de vías biliares); enfermedad renal que requiere diuresis (infecciones crónicas del tracto urinario, piel, cistitis).
Fuente no. 11-Primo Olanesti: enfermedades del tracto urinario que requieren diuresis (cálculos renales, infecciones crónicas del tracto urinario, piel, pielocistitis); enterocolitis crónica inespecífica; enfermedades de las vías biliares que requieren tratamiento de correlación (discinesia biliar, secuelas tras cirugía de vías biliares, colecistitis)
Fuente no. 12-Terra Olanesti: enfermedades crónicas de gastroduodenitis; enfermedades del tracto urinario que requieren tratamiento de diuresis (cálculos renales, infecciones crónicas del tracto urinario, piel, pielocistitis); Afecciones que requieren tratamiento de correlación (discinesia biliar, secuelas tras cirugía de vías biliares, colecistitis crónica no lítica).
El tratamiento con las aguas de los manantiales y de las fuentes mineromedicinales debe ser prescrito y seguido por un medico balneólogo.

Fuente no. 13-Olanesti Extaz: enfermedades
crónicas de gastroduodenitis; enfermedades
inflamatorias crónicas inespecíficas del intestino
en las fases de calma; enfermedades que requieren
tratamiento de correlación (discinesia biliar,
secuelas después de cirugía de vías biliares,
colecistitis crónica); condiciones que requieren
tratamiento de diuresis (cálculos renales operados,
infecciones crónicas del tracto urinario);
pielonefritis crónica por exacerbaciones.

Fuente no. 14-Coral Olanesti: enfermedades
crónicas de gastro-duodenitis; enterocolitis crónica
inespecífica; enfermedades que requieren
tratamiento de correlación (discinesia biliar,
colecistitis crónica no litiásica); trastornos del
tracto urinario que requieren diuresis.

Fuente no. 15-Olanesti Imperial: gastroduodenitis
crónica; enfermedad inflamatoria intestinal
crónica inespecífica; trastornos biliares (discinesia
biliar, secuelas posoperatorias de los conductos
biliares, colecistitis crónica no litiásica); alergias de
naturaleza digestiva, respiratoria, cutánea;
parasitosis intestinal.
Terapia parenteral (inyecciones): enfermedades
alérgicas con manifestaciones polimórficas
(urticaria crónica, eccema con picazón crónica,
psoriasis, ictiosis incipiente, furunculosis crónica,
neurodermatitis, rosácea, infecciones del tracto
urinario).
Terapia de aerosoles: para tratar la rinosinusitis
crónica; faringitis crónica; laringitis crónica;
traqueobronquitis crónica; asma bronquial;
bronquitis asmática crónica; rinitis alérgica
crónica; neumoconiosis.

Fuente no. 19-Miraj Olanesti: enfermedades del sistema musculoesquelético de carácter reumático; secuelas de articulaciones musculares post traumáticas; trastornos neurológicos periféricos crónicos. Tratamiento interno (crenoterapia): gastroduodenitis crónica; enterocolitis crónica específica con estreñimiento; colecistitis crónica; trastornos funcionales del colon; discinesia biliar; dislipidemia; diabetes equilibrada; obesidad.

Fuente no. 24-Olanesti Magic: enfermedades del tracto urinario que requieren diuresis (cálculos renales intervenidos, cálculos urinarios fuera de los períodos cólicos, infecciones crónicas del tracto urinario, pielocistitis); trastornos metabólicos (diabetes mellitus compensada, hiperuricemia).

Fuente no. 30-Atlas Olanesti: enfermedades crónicas de gastroduodenitis; enterocolopatías crónicas inespecíficas con estreñimiento; colecistitis crónica; trastornos funcionales del colon; secuelas después de la colecistectomía; diabetes equilibrada; obesidad. El tratamiento externo se realiza para tratar enfermedades reumáticas degenerativas.

Manantiales:
Sonda 5-Forte, Sonda 5-Bis Beta, Sonda 4-Mondial
Sonda 2-Paradis, Sonda 3-Venera.
Las sondas son manantiales con aguas minerales sulfurosas y hipertónicas, utilizadas en tratamiento externo para tratar enfermedades del sistema musculo esquelético de naturaleza reumática, secuelas de articulaciones musculares postraumáticas, trastornos neurológicos y trastornos vasculares periféricos.

BALNEARIO DE BAILE TUSNAD (HARGHITA)

Baile Tusnad es un balneario y un centro turístico
en el condado de Harghita también conocido como
"Perla de Transilvania", famoso por su aire muy
ionizado y por sus cinturones de tratamiento de
agua mineral y medicinal. El complejo está situado
a una altitud de 650 metros entre las montañas
Harghita y Bodoc.
Los manantiales minero medicinales de aquí son
calcio, dióxido de carbono, clorurosodio, magnesio,
ferruginoso, bicarbonato e hipotónico con una
mineralización total, teniendo efectos
farmacodinámicos en el organismo.
En Baile Tuşnad hay un Spa con agua termal con
capacidad para 250 plazas y 6 piscinas: una con
agua termal, otra para nadar, una para niños
pequeños, dos piscinas de vapor y una conectada,
para que puedas salir fuera de. El complejo
también cuenta con tres saunas, una sala de sal,
una sala de masajes y una sala de fitness.
Climatoterapia: el bioclima de aquí es beneficioso
en el tratamiento de estados de exceso de trabajo
físico, para neurosis asténica, para enfermedades
broncopulmonares, tuberculosis pulmonar, anemia
obesidad, enfermedades cardiovasculares y para
enfermedades del sistema musculoesquelético.

La "Mofeta de Baile Tusnad" es una pequeña
habitación en forma de anfiteatro, dispuesta en
forma cuadrada con varios escalones, donde la
tierra emana gases buenos para que los inhalen los
pacientes; la emanación natural de dióxido de
carbono es beneficiosa en enfermedades cutáneas,
cardiovasculares, neuralgias o reumáticas.

LAS FUENTES Y LOS MANANTIALES DE B. TUSNAD
Indicaciones terapéuticas de las aguas medicinales:

Fuente 1bis: cura para la gastritis hiperacida, como apósito gástrico y antiinflamatorio y para el tracto urinario.

Fuente 2: tratamiento de gastritis hiperacida, dispensaciones crónicas, displasia biliar, diabetes simple, gota de diátesis ácida y úrica; la disposición de las dos cuencas con agua mesotermal aquí se puede utilizar para tratar la obesidad, enfermedades endocrinas, sistema nervioso, enfermedades reumáticas crónicas.

Fuente 3: en su disposición ingresa una balsa colectora y la construcción en la cual se encuentra la balsa con cuatro puntos de salida de agua, sobre un panel lateral se pasan las características químicas y terapéuticas del agua.

Fuente 4: el agua se utiliza en tratamiento interno, en residuos hipoácidos, diátesis úrica y oxálica.

Fuente 5: se recomienda el agua para el tratamiento de la gastritis hipoácida.

Fuente Izvorul Ana: cura externa para el tratamiento de diversas enfermedades cardiovasculares, endocrónicas, reumatismo.

El tratamiento con las aguas de los manantiales y de las fuentes mineromedicinales debe ser prescrito y seguido por un medico balneólogo.

Otros manantiales: además de estas fuentes, en la zona hay otros manantiales minero medicinales que no están muy accesible pero también son terapéuticos: Manantial Ilona, Manantial Apor, Manantial Mikes, Manantial Nandor, Manantial Rudi, Manantial Stanescu, Manantial Sub Cetate, Manantial Anna2, Manantial Stanescu bis.
Estos manantiales se utilizan en el tratamiento interno: Fuente Izvorul nr.1 Stănescu; Fuente Izvorul nr. 3 Apor; Fuente Muelle n. ° 4 Mikes; Fuente Resorte no 5 Rudy; y también en el tratamiento externo: Fuente Izvorul nr.1, Fuente Izvorul nr.2 (Baños calientes Ana).

El agua termal que llega a la superficie mediante la perforación se encuentra en el área recreativa del lago Ciucas; para el aprovechamiento de estas aguas termales en el ocio y en el cura exterior, se construyó una balsa y una playa provistas de las correspondientes instalaciones.
Indicaciones terapéuticas: reumatismo crónico, reumatismo degenerativo, alteraciones del sistema nervioso o secuelas postraumáticas de las extremidades.

La "Mofeta de Tusnad" es otra atracción médica en el resort, la mofeta representando la emanación natural de dióxido de carbono que se utiliza con fines terapéuticos, lo que aporta beneficios a la circulación sanguínea. Estas emanaciones de dióxido de carbono utilizadas con fin terapéutico, se recogen en una sala dispuesta en forma de circo romano antiguo. Sus efectos se producen por la acción del dióxido de carbono que se reabsorbe a través de la piel, a lo que se suman los efectos de los gases inhalados y el efecto de la aerionización.

BALNEARIO DE BORSEC - CONDADO HARGHITA

Borsec Resort, conocido como "La Perla de los
Cárpatos", se encuentra en el condado de Harghita
a una altitud de 850 metros, cerca de las montañas
Calimani, Bistritei y Giurgeulu, a 25 km de la
ciudad de Toplita; aquí se puede visitar la Fortaleza
del Búho, la Cueva de Hielo, el Museo de Aguas
Minerales, la Cueva de Estalactitas, pero el tesoro
más preciado del pequeño balneario son los
manantiales mineromedicinales.

En Borsec hay más de 15 manantiales de agua
mineral natural carbonatada, de los cuales solo se
embotellan 5 manantiales. Las aguas de manantial
tienen un efecto terapéutico en enfermedades del
sistema circulatorio, enfermedades ginecológicas,
enfermedades neuríticas, enfermedades renales,
enfermedades del sistema endocrino, diabetes y
otras.
Las curas internas se pueden realizar mediante el
consumo directo de agua mineral, masajes
hidroterapéuticos, electroterapia, zorrillos.
La zona de Sapte Izvoare es un bosque de pinos,
que ofrece a los pacientes y a los turistas la
oportunidad de realizar caminatas diarias
prescritas por los médicos.
Mediante los factores naturales del lugar, el aire, el
agua y el medio ambiente, así como mediante los
procedimientos especiales físico-terapéuticos, se
puede mejorar los trastornos del metabolismo, del
sistema circulatorio, del sistema nervioso o
diversas enfermedades nutricionales.

LAS FUENTES Y LOS MANANTIALES DE BORSEC
Indicaciones terapéuticas de las aguas medicinales:

Fuente Muelle Principal n° 1: esta capturado en campanas de cobre y se lleva a los distribuidores en tuberías de ascenso; el agua carbonatada con bicarbonato se utiliza para el embotellado.

Fuente n° 2 República: se captura en campanas de cobre y se lleva a los distribuidores en tuberías de ascenso; el agua carbonatada con bicarbonato también se utiliza para embotellar.

Fuente Primavera 3 Madonna/Horia: agua mezclada, carbonatada, bicarbonato, que contiene calcio, magnesio, sodio.
Indicaciones terapéuticas: gastritis hiperacida, estreñimiento, cálculos renales y hepáticos, albúmina, córnica sin fermentar.

Fuente 5 Cloşca: agua mezclada carbonatada, carbonatada, que contiene calcio, magnesio, sodio.
Indicaciones terapéuticas: gastritis hipoácida, colitis crónica, litosis crónica úrica y oxal, obesidad, artritis.

Fuente 6 Lázár/Crişan: calcio, magnesio, sodio, agua carbonatada, hipotónica, bicarbonato ligeramente sulfuroso.
Indicaciones terapéuticas: alivia la gastritis hiperacida.

Fuente 10 Kossuth: el flujo está disminuyendo;
Indicaciones terapéuticas: se utiliza para el tratamiento de gastritis hipoácida, enfermedades ulcerativas, hipocalcemia.

Manantial Sapte Izvoare: se encuentra a 1,5 km del centro de la localidad en un claro bordeado por un bosque; el nombre proviene de la cantidad de manantiales que abastecen de agua potable al balneario.

Fuente Izvorul Stravechi Mofeta: es uno de los manantiales curativos más antiguos del balneario, ya que se encuentra en el camino a la Cueva de Hielo; está indicado para enfermedades cardiovasculares, reumatismo crónico, hipertensión.

Manantial de Pierre Curie: se encuentra a una distancia de 1,8 km del centro de la estación y es la fuente de agua mineral más radiactiva de Borsec.

Las Termas de O-Saros dispone de piscina con agua mineral fría y caliente, sauna, sala de sal, masajes, piscina exterior. Se recomienda el tratamiento de al menos 10 días en el tratamiento de trastornos reumáticos, cardiovasculares, neuropsíquicos, metabólicos, endocrinos, ginecológicos, aterosclerosis sistémica y tiroidea.

Las Termas de Poiana Zanelor es recomendado para personas con arteriopatías, varices, contusiones, que tienen efecto sobre la circulación sanguínea.
El centro de spa incluirá una base de tratamiento y un centro de bienestar con una capacidad de 1000 personas por día en verano. El complejo ofrecerá compresas de barro, masajes, terapia con agua mineral fría y caliente, y la zona de bienestar incluirá piscinas cubiertas y al aire libre, una sauna finlandesa, una infrasauna y una sauna de vapor.

BALNEARIO DE BAILE GOVORA (JUDET VALCEA)

Govora es uno de los balnearios más ricos de Europa en aguas yodadas y bromadas, aquí conviven prácticamente dos tipos de aguas minerales: aguas minerales minerales yodadas y aguas minerales sulfurosas profundas de mineralización. Estas aguas minerales tienen un contenido variable de sales, gases y sustancias minerales, lo que les confiere propiedades terapéuticas. El perfil del balneario de Govora es respiratorio y reumático. Los factores naturales utilizados como recursos naturales de tratamiento en la cura del balneo interno o externo son: aguas minerales de alta concentración, yodadas, bromadas, sulfurosas, cloradas, sódicas, hipertónicas, bicarbonato, sulfuroso, sodio, calcio, aguas minerales hipotónicas; manantiales minerales para crenoterapia; clima continental con influencia mediterránea, humedad constante y temperatura sin extremos.
En la zona del parque con manantiales el aire se encuentra fuertemente ionizado y con una carga rica en iones negativos con efecto broncodilatador y relajante psíquico, por lo que se recomienda el tratamiento de campo en el esquema terapéutico.
El hidromasaje con esencia de abeto mejora la fiebre y la tensión muscular, ayuda a relajar los músculos, fluidifica la circulación sanguínea, reduce el estrés, relaja la mente y combate la celulitis, tonificando el cuerpo, los sistemas respiratorio, digestivo y nervioso.
El complejo Băile Govora tiene 30 manantiales de agua mineral extraídos a través de manantiales naturales, que se calientan rítmicamente desde donde se dirigen a los pabellones de los baños.

LAS FUENTES Y LOS MANANTIALES DE B. GOVORA
Indicaciones terapéuticas de las aguas medicinales:

Las principales indicaciones terapéuticas son para enfermedades respiratorias (personas expuestas a sustancias nocivas respiratorias, personas con neumonía microbiana o virótica frecuente, asma alérgica, bronquitis crónica y traqueobronquitis, bronquiectasias, esclerosis pulmonar); enfermedades otorrinolaringológicas (rinosinusitis catarral crónica y supurativa); enfermedades reumáticas degenerativas (espondilosis cervical, dorsal y lumbar, osteoartritis, poliartrosis); enfermedades reumáticas abarticulares (tendinosis, tendomiosis, tendoperiostosis, periartritis escapulohumeral); afecciones postraumáticas (rigidez articular postraumática, afecciones posteriores a operaciones en músculos, articulaciones y huesos, afecciones posteriores a esguinces, dislocaciones y fracturas); trastornos neurológicos periféricos centrales (paresia leve y secuelas menores después de polineuropatía, secuelas después de polio, secuelas tardías después de hemiparesia y paraparesia 2 años después del inicio); condiciones asociadas (ginecológicas, endocrinas, cardiovasculares, enfermedades profesionales).

El manantial Ferdinand se encuentra en el parque termal de la localidad, a orillas del arroyo Hinţa, en la zona más rica en aguas minerales sulfurosas. Estaba dividido en tres corrientes, cada manantial indicaba la composición química del agua.

Fuente no. 1: contiene agua sulfurosa, clorada, bicarbonato débil, calcio, magnesio, hipotónico; en cuanto a indicaciones terapéuticas, se puede utilizar como piscina.

Fuente no. 2: agua sulfurosa, sulfatada, bicarbonato, sodio, calcio, hipotónica; se recomienda en tratamiento externo para tratar el reumatismo crónico degenerativo o la artritis reumatoide.

Fuente no. 3: indicaciones terapéuticas: gastroduodenitis hipoácida crónica, hiposecretora; en tratamiento externo se utiliza para tratar el reumatismo crónico degenerativo o la artritis reumatoide.

El lodo terapéutico del balneario de Băile Govora se prepara a partir del lodo mineral arrastrado de las profundidades de las aguas minerales y se recoge en el fondo de las cuencas donde se almacena después de su extracción con la ayuda de pozos. Se mezcla con la marga arcillosa extraída del arroyo Hin anda y con lodo sapropelico traído de Ocnele Mari. La fango se utiliza para tratar lesiones inflamatorias de la piel y membranas mucosas, con buenos resultados, para enfermedades reumáticas crónicas y ginecopatías crónicas, enfermedades ortopédicas, enfermedades crónicas del sistema nervioso periférico acompañadas de paresia, parálisis, parestesias-atrofia muscular, y también para enfermedades ocomotoras.

BALNEARIO DE BORSA (CONDADO MARAMURES)

El complejo Baile Borsa se encuentra cerca de la ciudad de Borsa, a una altitud de 800 metros, rodeado por las montañas de Rodna, Maramures y Tibau. En la zona se puede visitar la cascada de caballos, la cantera de piedra, la catedral de los mineros, el pico Pietrosu Rodnei, el lago Iezer, la carretera Mantz, las ermitas Vinisoru y Borsa Pietroasa, o los monasterios "Saint Hierarch Nicolae" Baia Borsa y "Holy Trinity" de Prislop Pass.
Los manantiales con agua minero medicinal: manantial de Baritina, manantial de La Ciuroi, manantial de Groata, manantial de Colbu.
Había más de 100 manantiales minerales en el condado de Maramures, pero hoy en día muchos de ellos ya no existen o están abandonados, como los manantiales de Stoiceni, Rogoz, Borcot, Poiana Botizii o Baile Carbunar.

BALNEARIO DE BUZIAS (CONDADO DE TIMIS)

Buzias es un balneario situado a una distancia de 25 km de la ciudad de Lugoj, en el condado de Timisoara. Las propiedades de las aguas minerales de la zona se caracterizan por un alto contenido en minerales, hierro y dióxido de carbono.
En los procedimientos de tratamiento se utiliza la aeroionización y los depósitos de agua mineral del parque spa, y también las aguas medicinales en forma de baños, los procedimientos terapéuticos utilizados en el resort siendo multiples.
Indicaciones terapéuticas: trastornos digestivos, cardiovasculares, neurológicos, reumáticos, renales o circulatorios.

BALNEARIO DE SANGEORZ BAI (JUDET BISTRITA)

Sângeorz-Băi es un pequeño complejo y SPA en el condado de Bistrita-Nasaud, ubicado al pie de las montañas Rodna a una altitud de 465 metros. La ciudad es conocida por sus manantiales minerales curativos, por su aire puro, por sus hermosos paisajes, por sus atractivos turísticos y por su gente acogedora.
Las fuentes medicinales de aquí podran curar ciertas enfermedades y dolencias o realmente pueden ayudarlo a mantenerse saludable. El complejo cuenta con instalaciones para baños calientes, aerosoles e inhalaciones, instalaciones para empaques con barro y parafina, gimnasios y fitness, instalaciones de electroterapia, fisioterapia, y también es rico en "mofettes" y manantiales con agua mineral carbonatada, bicarbonato, calcio, clorosodio, lodos minerales ferruginosos, magnésicos, ligeramente radiactivos y terapéuticos.

En Sangeorz-Bai existen 9 manantiales minero medicinales obtenidos por captura y perforación, cada manantial siendo recomendado por médicos especialistas del balneario, dependiendo del diagnóstico de los pacientes.
Estas aguas medicinales son beneficiosas en el tratamiento de afecciones del aparato digestivo, enfermedades metabólicas, nutricionales, hepato biliares, respiratorias o del aparato locomotor.
El tratamiento del spa se puede realizar en las tres secciones de balneofisioterapia del Hotel Hebe: hidroterapia, termoterapia y electroterapia.

BALNEARIO DE MONEASA (CONDADO DE ARAD)

Moneasa es un pequeño balneario situado a 280 metros de altitud, en el condado de Arad. El aire ozonizado de los bosques cercanos es un factor de tratamiento natural, junto con los manantiales medicinales del resort.
Las aguas termales tienen un efecto beneficioso en el caso de astenia nerviosa, enfermedades del sistema musculoesquelético y del sistema nervioso periférico. El Balneario Moneasa también cuenta con instalaciones para baños calientes con agua termomineral, fisioterapia, gimnasia médica, e instalaciones de electroterapia, fisioterapia o masajes, envolturas de parafina, piscinas de agua mesotérmica al aire libre y soláriums para aero helioterapia.
Indicaciones terapéuticas: trastornos musculo esqueléticos, neurológicos, ginecológicos, enfermedades metabólicas y nutricionales.

BALNEARIO DE COVASNA (CONDADO COVASNA)

Covasna Resort se encuentra a 550 metros de altitud al pie de las montañas Bretcului, siendo conocido como el "Resort de los 1000 manantiales". Debido a las actividades post volcánicas, en el condado de Covasna hay cientos de manantiales de agua mineral que se pueden usar para tratamientos internos y externos, o simplemente se pueden beber como agua de mesa. Las aguas minerales aquí son ferruginosas, sulfurosas, cloradas, bicarbonatos, sódicas, hipotónicas o hipertónicas, por lo que tienen diferentes colores, olores y sabores.

Atractivos turísticos en la ciudad de Covasna:
Fortaleza Zanelor, Fortaleza Miske, Mocanita
Covasna Comandau, Monumento al Soldado
Rumano, Balta Dracului, Plano Inclinado, Valle
Zanelor, Mestecanisul de la Reci, Lago Chiurus.
En el condado de Covasna encontrará numerosos
manantiales medicinales, zorrillos y baños
tradicionales; si bien es un condado pobre, es rico
en depósitos de agua medicinal, entre los cientos
de manantiales minerales existentes, algunos de
ellos son conocidos solo por los lugareños que los
utilizan como medicinas en diversas enfermedades
y dolencias. Hay innumerables aldeas donde hay
fuentes con agua mineral que realmente se extrae
con cultivo o balde, cada fuente tiene diferentes
contenidos y propiedades curativas.

Indicaciones terapéuticas de las aguas minerales:
enfermedades cardiovasculares, enfermedades
dermatológicas, enfermedades del sistema
digestivo, enfermedades ginecológicas,
enfermedades del sistema musculoesquelético,
enfermedades asociadas al proceso de
envejecimiento, enfermedades hepatobiliares,
enfermedades del sistema nervioso, enfermedades
metabólicas y nutricionales.
Tipos de procedimientos: baños galvánicos, baños
calientes carbonatados, zorrillos, electroterapia,
corrientes diadinámicas, aerosoles, inhalaciones,
envolturas de parafina, gimnasia médica, electro
terapia, termoterapia, kinetoterapia, hidroterapia.

En esta tierra de aguas minerales, los más
importantes son las fuentes de Kati Spring, Elvira
Spring o Fuente Spring cerca de la Escuela.

Manantiales y fuentes minerales medicinales:

Fuente Putya de Micfalău: también es llamado "Izvorul Meteorolog" por los aldeanos, porque predice el clima: si el agua está turbia significa que lloverá, y si está clara, entonces hará sol; se dice que nunca ha fallado en el transcurso de cientos de años.

Fuente ocular de Balavanyos: esta fuente trata la conjuntivitis; los árboles alrededor del manantial están cubiertos con una gran cantidad de pañuelos que usan quienes se han lavado los ojos con agua milagrosa y creen en las palabras de los ancianos que se librarán de las enfermedades.

El manantial de Elvira en Covasna: también se le llama "La Fuente de los Borrachos", siendo famoso por tratar enfermedades intestinales.

Manantial Kati de Covasna: está ubicado frente al hotel Hephaestus, el agua tiene sabor agradable, siendo preferida por los lugareños como agua de mesa; en 2010, en el Festival del Agua Mineral en Szeklerland, obtuvo el 3-er lugar entre 40 fuentes y manantiales.

El Manantial junto a la Escuela: estaba detrás del Hotel Cerbul, cerca del Instituto "Kőrösi Csoma Sándor".
Indicaciones terapéuticas: síndrome neurótico, trastornos circulatorios y circulatorios venosos crónicos, hipertensión.

Las termas tradicionales Szekler: existen
prácticamente algunas piscinas con aguas
minerales y medicinales, la mayoría de ellas
construidas al aire libre cerca de los manantiales.
Los más importantes son: Baños Apor, Baños
Csiszár de Balvanyoş Bath, Baño de Santa Martín
en Băţanii Mici, Baño de Sütei de Olteni, Baño de
Fortyogó de Peteni, Baño de Csókás de Cernat,
Baño de Bugyogó de Valle de Zălanului, Baia
Puturosu de Ozunca Băi.

Las "Mofettes" son emanaciones de dióxido de
carbono de las actividades post-volcánicas, que
tienen un efecto vasodilatador, provocando un
aumento del flujo sanguíneo, bajando la presión
arterial y aliviando el dolor reumático; estos
zorrillos han llegado a ser llamados "laboratorios
de curación".
Muchas de las mofettes son supervisadas en los
centros de tratamiento, siendo las más importantes
las siguientes: Mofettes Bardocz, Mofette Bene y
Mofette del Hospital de Cardiología de Covasna,
que es una de las mofettes más grandes del mundo
pudiendo atender a 100 personas al mismo tiempo.

Las Mofettes de Rumania son únicas debido a las
emisiones de gas seco ricas en dióxido de carbono
(95-98%), un factor terapéutico muy
efectivo. Además, las mofettes de este país
contienen gases raros como el helio y el radón, que
complementan el efecto curativo de la terapia de
las mofetas.
El Mofetarium es una habitación dispuesta en
escalones, similar a un pequeño anfiteatro, creado
para que el gas se acumule en el fondo.

BALNEARIO DE SARATA MONTEORU (BUZAU)

Sarata Monteoru es un pequeño balneario en el condado de Buzau, ubicado a 20 km de Buzau. En la zona hay petróleo a poca profundidad, y el agua subterránea contenía una gran cantidad de bromo, petróleo, yodo y sal, por lo que los lugareños no utilizan agua de pozo sino solo agua embotellada. Estas aguas saladas se utilizan para tratamientos medicinales, en la zona existiendo más de 15 manantiales en la depresión intracolina.
Las aguas saladas y los lodos sapropélicos de Sărata Monteoru tienen propiedades increíbles, los factores terapéuticos naturales están representados por manantiales con aguas minerales saladas, yodadas, bromadas, cálcicas, magnesio, sulfurosas, y también por los lodos minerales de las fuentes naturales sulfurosas. Por tanto, se pueden tratar enfermedades del sistema musculoesquelético, ginecológicas, gastrointestinales y hepatobiliares. Las aguas se extraen de grandes profundidades con la ayuda de pozos, siendo utilizadas para baños en las bases de tratamiento. Con estos baños se obtienen resultados en el tratamiento de afecciones tiroideas, siendo las aguas saladas ricas en yodo.

Sarata Monteoru es prácticamente el balneario balneario más importante del condado de Buzau, las fuentes minerales estándo representadas por las 3 perforaciones hidrogeológicas, 1 pozo minero y 19 fuentes de agua de manantial. En la ladera del arroyo Sarata hay 2 manantiales que fueron fuente de baños en la antigüedad, otros 2 manantiales que alimentaban la poza y el famoso "Manantial del Estómago".

En las enfermedades ginecológicas, el agua salada
se utiliza en forma de irrigación vaginal, que tiene
efectos antiinflamatorios locales y restaura las
funciones de los ovarios, siendo muchos los casos
de mujeres que no pudieron tener hijos debido a la
inflamación de los ovarios y apéndices que
cicatrizaron de la irrigación vaginal con estas
aguas.
Otro efecto desconocido para muchos es que el
agua salada de la zona, utilizada en forma de
inhalaciones de aerosol, tiene efectos excepcionales
en el tratamiento de enfermedades respiratorias,
bronquitis crónica y ciertas formas de asma. Los
procedimientos de aerosol de agua salada tienen
una acción beneficiosa en enfermedades alérgicas
con manifestaciones respiratorias.
El agua para los ojos se encuentra en el manantial
de la colina Murătoarea; el agua es salada, pero de
menor salinidad que el agua del baño, con fuertes
efectos antiinflamatorios y antiinfecciosos, siendo
utilizada en pasado en el tratamiento de blefaritis,
conjuntivitis, o como coadyuvante en infecciones
oculares. Muchos de los que conocen y usan esta
agua con regularidad dicen que no necesitan
anteojos y nunca han ido a un oftalmólogo.

El agua mineral para las enfermedades del
estómago se puede encontrar en el manantial no 6.
Se dice que uno o dos vasos al día de agua
clorurosódica bebidos antes de las comidas
estimula la digestión, previene la hinchazón, alivia
las úlceras gástricas y duodenales, siendo eficaz en
el tratamiento de afecciones como gastritis,
duoenitis, cálculos biliares, enterocolitis,
pancreatitis o indigestión. Es una fuente que solo
debe usarse con orientación médica.

El barro terapéutico se encuentra en una de las laderas boscosas que rodean el balneario, donde hay varios estanques fangosos. Es un barro muy especial, formado por arcilla local, agua salada y algunos depósitos de aceite. En los días de verano, la gente viene aquí y unge todo su cuerpo con barro y después de esta lubricación permanecen al sol durante unos minutos, después de lo cual se lavan con agua de un manantial salado cercano. Este tratamiento tiene efectos curativos en reumatismo crónico y lumbociática degenerativa, siendo eficaz para dolores musculares rebeldes, sinusitis, rinitis, secuelas tras fracturas o luxaciones. Cabe señalar que este procedimiento está prohibido para pacientes cardíacos crónicos, hipertensos y que hayan consumido alcohol anteriormente.

Los atractivos turísticos de la zona son: Mina de petróleo, Old Basins y Villa Monteoru, ubicada en el pueblo de Sarata, Mansión de Sarateanu, Bodega Brancoveneasca e Iglesia de la Santísima Trinidad en el pueblo de Izvoru Dulce, Los Volcanes de lodo de Paclele Mari y Paclele Mici, Muro de sal en Valea Buzaului, Focul Viu de la Lopatari, Parque Dendrológico, Paradis Beach y Parque Tematico Escapada Adventure Park, ubicado en el resort de Sarata Monteoru.

BALNEARIOS EN TINUTUL SECUIESC - SZEKLER

Un tercio de las 500 localidades de Rumanía con
aguas minero medicinales se encuentran en
Szeklerl (Tinutul Secuiesc) en los condados de
Harghita y Covasna, pero de los más de 200
manantiales existentes, solo el 5% se explota
industrialmente.

Las localidades más importantes con manantiales
minerales y fuentes medicinales de aquí son:
Chirui Bai, Valcele, Baile Jigodin, Baile Harghita,
Bilbor, Corund, Sansimion. Madaras Ciuc,
Remetea, Siculeni, Valea Intunecoasa, Izvoarele de
la Apa Rosie, de la Piatra Alba, o los manantiales
Arcso, Boldizsar, Republica y Festo.
En muchos pueblos hay fuentes con agua mineral
en los patios de las casas, o piscinas con agua
mineral y baños tradicionales de Szeklerland.

Los centros turísticos en Tinutul Secuiesc Szekler:
Malnas-Bai, Izvorul Muresului, Baile Homorod,
Baile Harghita, Praid, Santimbru-Bai, Jigodin-Bai,
Bilbor, Chirui-Bai, Madaras, Bodoc, Biborteni,
Lacu-Rosu, Balvanyos, Toplita, Magherus -Bai,
Remetea, Ciumani, Suseni, Intorsura Buzaului,
Valcele, Sugas-Bai, Covasna, Tusnad, Borsec.

Las mofettes más importantes de la Tierra Szekler
son las de Baile Sugas, Tusnad y Borsec, Pokolsarul
en Covasna, Mlastina Borsaros en Sancraieni,
Budosul en Santimbru o Pestera Budos en Turia.

Las "Mofettes" de Tinutul Secuiesc Szeckler:
Las mofettes son emanaciones de dióxido de
carbono de las actividades post-volcánicas, que
tienen un efecto vasodilatador, provocando un
aumento del flujo sanguíneo, bajando la presión
arterial y aliviando el dolor reumático, llegando a
ser llamadas "mofettes-laboratorios de curación".

Las Mofettes de Rumania son únicas debido a las
emisiones de gas seco ricas en dióxido de carbono
(95-98%), un factor terapéutico muy efectivo.
Además, las mofettes de este país contienen gases
raros como el helio y el radón, que complementan
el efecto curativo de la terapia de las mofetas.

El Mofetarium es una habitación dispuesta en
escalones, similar a un pequeño anfiteatro, creado
para que el gas se acumule en el fondo. Al
descender gradualmente, se pueden realizar
"baños" controlados en el gas. Los gases de escape
de la mofette se llevan a cabo de forma continua a
través de las salidas de aire que no deben estar en
la dirección de los vientos dominantes. Cualquier
mofetario debe estar equipado con un sistema de
alerta de nivel de gas, ya sea por un sistema
automático o por observación directa.

El tratamiento se realiza en el mofetario, el
paciente estándo de pie y debiendo exponerse
únicamente de la parte inferior del tronco hacia
abajo, donde se ejerce la acción beneficiosa y para
evitar intoxicaciones se debe controlar el nivel de
dióxido de carbono cada media hora, utilizando un
fósforo encendido.

Balneario de Jigodin-Băi

El balneario Jigodin Bai se encuentra al pie de las
montañas Harghita, con un clima de depresión
intramontana, perfilada en el tratamiento de
enfermedades del sistema cardiovascular y
digestivo principalmente.
Indicaciones terapéuticas: trastornos
cardiovasculares, hipertensión arterial, varices,
trastornos digestivos, gastritis hipoácida crónica,
trastornos funcionales del colon y neurosis
asténicas.
Instalaciones de tratamiento: instalaciones para
baños carbonatados, refrigerios para tratamiento
interno con aguas minerales, dos piscinas
exteriores, una sauna, una piscina cubierta con
agua mineral y un baño caliente con 53 baños.

Balneario de Harghita-Bai

El balneario de Harghita Bai se encuentra a 20 km
de Miercure Ciuc, siendo famoso por sus aguas
minerales curativas y mofettes curativas en la zona.
Las aguas minerales que afloran a la superficie a
través de las líneas de ruptura volcánica tienen un
alto contenido en dióxido de carbono y hierro,
siendo recomendadas en caso de enfermedades
cardiovasculares e inflamaciones.
Las fuentes con agua mineral más importantes son
Csipike, Vallató, Szemvíz y Lobogó.
Indicaciones terapéuticas: enfermedades del
corazón, enfermedades del sistema circulatorio,
fatiga crónica.

Balneario de Valcele

En el pequeño balneario de Valcele se encuentra el Mineral Water Road Centre, que cuenta con sauna finlandesa, sala salina, dos piscinas con agua fría o caliente y cuatro baños con bañera en los que se puede hacer hidroterapia con agua mineral quebradiza de la Fuente Elisabeta Spring.
Fuente Izvorul Elisabeta es un agua mineral ferruginosa, carbonatada, cálcica y magnésica que se puede utilizar en la cura interna para la mejora de enfermedades del sistema digestivo y renal.
Los baños carbonatados están indicados para el tratamiento de enfermedades vasculares periféricas y cardiovasculares, hipertensión, cardiopatía isquémica y para el tratamiento de trastornos musculoesqueléticos.
Indicaciones terapéuticas: dispepsia gástrica, atonía gástrica, estreñimiento crónico, dispepsia intestinal, colitis, secuelas tras hepatitis aguda, hepatitis crónica, cálculos biliares, anemia, diabetes o manifestaciones artríticas.

Balneario de Sansimion

Sansimion es una comuna en Harghita famosa por los 17 manantiales minerales conocidos que brotan de las áreas inundadas de la ciudad, el agua brota a la superficie con una alta concentración de hierro, mezclándose con agua dulce con bajos niveles de minerales. Cerca del pueblo se encuentran tres manantiales: Hevederfenyei, Borréti y Lucsi; otros dos manantiales pertenecen al límite occidental del pueblo, los manantiales de Aladári y Fehérföldi; en el área del manantial Aszópatak, ubicado cerca de la localidad, podrán encontrar erupciones de gas.

MINAS DE SAL CURATIVAS

En Rumania hay varias minas de sal convertidas en recintos de tratamiento para curar enfermedades diversas, y que funcionan también como parques turísticos, museos, o simplemente como lugares fresquitos para escapar del calor veraniego.

Las minas de sal ayudan a mejorar el sistema respiratorio, un microclima de las minas de sal subterráneas permitiendo mejorar el asma, la gripe reducir los ronquidos y mejorar el aspecto de la piel o disminuir el estrés y el agotamiento. Según expertos, las propiedades alcalinas, antisépticas y antiinflamatorias del mineral son eficaces para tratar desde dolencias y afecciones respiratorias, a enfermedades de la piel, así como combatir el envejecimiento y reducir el estrés y la ansiedad. Así que las personas con problemas respiratorios que visitaran una mina de sal, podran volver más saludable y más descansados después de unos pocos días pasados aquí, y las personas sanas podran encontrar enfriamiento en los días calurosos de verano y un montón de diversión.

Todas las minas de Rumania impresionan con sus formas originales y espectaculares, con sus capillas subterráneas, con sus galerías de arte y con sus instalaciones modernas, pero tambien con sus parques temáticos subterráneos asombrosos. Ambos destinos turísticos frecuentados como simples curiosidades o por las propiedades curativas, las minas de sal de este país merece visitarlas siendo francamente asombrosas.

HALO TERAPIA – CLIMATO TERAPIA
Terapia de la sal: la inhalación del aire salado de mina

La haloterapia en las minas de sal es una terapia eficaz y libre de medicamentos cuya técnica consiste simplemente en respirar un ambiente saturado por micro partículas de sal Roca 100% natural de origen mineral.
El poder de la sal se concentra en la halo terapia, un tratamiento natural que permite respirar un ambiente saturado por micro partículas de sal de roca, que mejoran la respiración y la capacidad pulmonar, entre otros beneficios.

La aplicación de esta terapia es muy sencilla y placentera y consiste en introducir al cliente en la mina, donde las paredes, el techo y el suelo están parcial o totalmente cubiertos de sal.
La halo terapia está reconocida clínicamente como un método libre de medicamentos eficaz en varios afecciones pulmonares crónicas como: asma, tos, bronquiolitis, sinusitis, constipado y gripe común, neumonía, ronquidos, epoc, alergias simples o estaciónales, trastornos respiratorios causados por el impacto medioambiental y polución, trastornos del oído y de la piel, como dermatitis atópica, acné, psoriasis, eczemas, así como tratamiento de salud general y belleza, cicatrización de heridas, etc.

Adicionalmente, su efecto osmótico sobre los fluidos de los tejidos del organismo, ejerce una acción expectorante, ayudando a limpiar las vías respiratorias, a eliminar las flemas y la mucosidad.

APLICACIONES TERAPÉUTICAS

Halo terapia tiene efectos beneficiosos a nivel físico en personas enfermas con las siguientes afecciones:

- Problemas crónicos respiratorios: asma, bronquitis, fiebre del heno y fibrosis quística.
- Personas con alergias y problemas en las vías altas respiratorias.
- Prevención y mejora del resfriado común; limpieza de vías respiratorias de partículas nocivas procedentes del tabaco.
- Afecciones dermatológicas: acné, soriasis, dermatitis, o la celulitis.

Además, la halo terapia tiene efectos beneficiosos a nivel psíquico en personas con las siguientes afecciones: fatiga crónica, estrés, sobreesfuerzo, y, ayuda a la limpieza de las vías respiratorias cuando se deja de fumar, mayor capacidad pulmonar para realizar deporte.

Los beneficios de entrar en una mina de sal:

Las propiedades del mineral son muy beneficiosas tanto para el sistema respiratorio como para la salud de la piel

Hace varios siglos los médicos observaron que los trabajadores de las minas de sal gozaban de una privilegiada salud respiratoria. Concluyeron que las propiedades de este mineral eran las responsables y comenzaron recomendarlo para combatir las afecciones respiratorias.

Mina de Sal Turda

Aquí se podran tratar enfermedades respiratorias como el ronquido, la sinusitis, el asma o la bronquitis. Bajo tierra, a 120m de profundidad, dentro de esta mina hay un anfiteatro esculpido en sal, un embarcadero, un parque infantil, una bolera, una noria, pistas de minigolf, de minifutbol, de tenis, mesas de billar, sala de relajar con tv e internet, varias galerias gigantes, un gimnasio, una isla de sal y un lago con lanchas. El interior es magnifico y asombroso, siendo realmente fabuloso bajar en la mina que parece un OVNI, y ver sus enormes proporciones, sus estalactitas de sal piedrificadas y sus lagos subterraneos.

Esta impresionante mina de sal situada en la ciudad de Turda estuvo en funcionamiento hace años, pero desde el año 1992 ha iniciado su andadura como destino turístico, convirtiéndose en parque temático y recinto de halo terapia. La mina ocupa una superficie total de 45 km2, y está repartida en 3 niveles, el más bajo de ellos situado a 120 metros bajo tierra. La temperatura media en la mina es de 12ºC a lo largo del año, por lo que se recomienda acceder a ella con ropa de abrigo. Para acceder a esta mina nos enfilamos por un túnel que acaba en unas escaleras entre paredes repletas de sal; se puede descender a la misma por las escaleras o por el ascensor panorámico. Dentro abundan las opciones de ocio y entretenimeiento: jugar a los bolos, subir a la noria, practicar fútbol y baloncesto, jugar al ping pong, mini-golf y al billar, o alquilar un barco a remos para navegar en un lago subterraneo.

Mina de Sal Praid

El aire ionizado de la mina es particularmente
eficaz en el tratamiento de afecciones respiratorias
como asma, alergias, ronquido, o bronquitis. Los
tratamientos están bajo supervisión médica y
gimnasia correctiva, habiendo equipos médicos
que apoyan programas de gimnasia y respiración
elegidos para cada enfermedad por separado.

Salina Praid es una de las mayores minas de sal de
Europa, convertida en parque temático y centro de
halo terapia subterráneo. El acceso a la mina se
realiza por el autobús a través de un largo túnel de
1.500 metros, luego descendió los empinados 300
pasos hasta llegar a esta ciudad subterránea que
está situada a 120m de profundidad, donde la
temperatura media es de 16°C a lo largo del año.

Una vez pagada la entrada, toca entrar en el bus
que os llevará hasta el interior de la mina, que
tarda unos 5 minutos en recorrer una distancia de
1.5 km a través de un túnel iluminado. El autobús
se detiene delante de una puerta de madera, tras la
cual se esconde una escalera de madera muy larga,
por la cual descenderan unos 300 escalones para
llegar a la mina propiamente dicha que se revela
como una pequeña aldea subterránea: hay una
zona de juegos para niños muy amplia, hay zonas
para hacer deportes, por todas partes existen
bancos para descansar, hay bares y restaurantes,
tiendas de suvenires, un museo sobre la mina de
sal y hasta una iglesia y una bodega. Los móviles
funcionan dentro de la mina, así como los
televisores y el wifi.

Mina de Sal Slanic

Es una mina espectacular convertida en parque de recreo subterráneo y centro de halo terapia, que consta de 14 galerías que forman un gran trapecio. Microclima salado es favorable para curar varias afecciones respiratorias como el ronquido, el asma, las alergias o la bronquitis. Terapia de la sal: la inhalación del aire salado de la mina es beneficioso para tratar enfermedades pulmonares.

Para entrar en la mina hay que coger el ascensor para bajar los 200 metros hasta la base de la mina. Una vez llegado a la mina, se abre ante los turistas un espacio extraño donde hay menos luz y hace más frío que en la superficie. Es por ello que se recomienda siempre llevar ropa de abrigo, incluso en verano, porque la temperatura media en el interior de la mina es de 10-12 grados Celsius, con una humedad relativa del 50%.

Las vistas en la mina son impresionantes: nada más salir del ascensor te encuentraras en una especie de cueva en forma de trapesio con paredes inmensas de sal, de hasta 45 metros de altura, con muchas vetas de color azul, blanco y gris. La superficie que se puede visitar de la mina es equivalente a cuatro calles contiguas, dispuestas en forma rectangular donde hay muchos bancos para sentarse, una zona con mesas de ping-pong, columpios para los niños, una zona para juegos con pelota, una tienda de suvenires, dos esculturas en sal y un sanatorio a donde acuden muchos pacientes a realizar tratamientos médicos.

Mina de Sal Targu Ocna

Para ver la mina, hay que descender 240 metros
bajo tierra, donde se desarrolla el centro de halo
terapia, turismo y ocio, en una superficie de 13000
hectáreas. Bajo tierra, al mismo tiempo podrán
tratar enfermedades respiratorias y relajarse,
habiendo condiciones óptimas para el deporte en
los terrenos de minifútbol, baloncesto, tenis o tenis
de mesa, y espacios de juego con cunas, toboganes
y mecedoras, para los peques.
El lago con agua salada, la cascada y la capilla
completan con éxito un paisaje subterraneo
fascinante.
La capilla que se había construido en 1992, según
un proyecto de los empleados de la mina en 6
meses, en aquella época era un monumento único,
tanto en Europa como en Rumanía.
Además hay mesas de billar, espacios para mini
bicicletas, patinetas o patines sobre ruedas, y el
Museo de la Sal.

Todo el mundo se queda profundamente
impresionado, pocos turistas extranjeros teniendo
la oportunidad de visitar una mina de sal.

Mina de Sal Ocnele Mari

El acceso a la mina de sal de Ocnele Mari se hace por autobús, que recoge a los pasajeros en la parada situada delante de las taquillas donde se sacan la entrada. En este autobús recorremos un túnel de cerca de 2 kilómetros, que nos deja en la puerta de acceso a la mina. Esta mina posee una superficie abierta al público de cerca de 40.000 m2 con forma de cuadrícula, en la que hay varios habitáculos principales unidos por amplios pasillos. Los distintos recintos de la mina están preparados para realizar actividades como practicar fútbol, baloncesto o tenis y disponen de una zona de columpios, un kartódromo, una sala de cine y un espacio para exposiciones artísticas. También hay una iglesia subterránea, llamada Iglesia de Santa Bárbara, que es la patrona de los mineros. La temperatura media en la mina de sal oscila entre los 13-15 grados de temperatura durante todo el año.

Mina de Sal Cacica

La explotación de sal comenzó en el año 1791, pero al final esta mina de sal también se ha convertido en un centro turístico subterraneo donde hay una capilla ortodoxa con algunas esculturas en sal, un lago artificial, una sala de baile, un almacen de quesos, espacios de recreo para los niños y un tereno deportivo.

"Julian de Transilvania"

IULIAN GABRIEL NEAGU

Amazon, 2021